国家中医药管理局民族医药文献整理丛书

读者之喜

查 干 主编

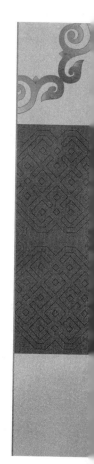

内蒙古出版集团 内蒙古科学技术出版社

图书在版编目（CIP）数据

读者之喜 / 查干主编. —赤峰：内蒙古科学技术出版社，2019.2（2022.1重印）

（国家中医药管理局民族医药文献整理丛书）

ISBN 978-7-5380-2907-9

Ⅰ. ①读… Ⅱ. ①查… Ⅲ. ①蒙医—文集 Ⅳ. ①R291.2-53

中国版本图书馆CIP数据核字（2019）第036173号

读者之喜

主　　编：查　干
责任编辑：那　明
封面设计：永　胜
出版发行：内蒙古科学技术出版社
地　　址：赤峰市红山区哈达街南一段4号
网　　址：www.nm-kj.cn
邮购电话：0476-5888903
印　　刷：三河市华东印刷有限公司
字　　数：125千
开　　本：880mm×1230mm　　1/32
印　　张：5.125
版　　次：2019年2月第1版
印　　次：2022年1月第3次印刷
书　　号：ISBN 978-7-5380-2907-9
定　　价：38.00元

《国家中医药管理局民族医药文献整理丛书》编纂委员会

一、编纂指导委员会

主 任 委 员：王国强

副主任委员：李大宁　于文明　王志勇

委　　　员：苏钢强　曹洪欣　李　昱　武　东　刘保延

黄　晖　莫用元　杨殿兴　帕尔哈提·克力木

乌　兰　邱德亮　甘　霖　郑　进　田丰年

姚　云　邵湘宁　巴　桑　江　华　杨德昌

秘　　　书：王思成　刘群峰　王振宇　侯凤飞　陈榕虎

二、编纂专家委员会

顾　　　问：马继兴　苏荣扎布　巴克·玉素甫　诸国本

主 任 委 员：孙塑伦

副主任委员：柳长华　莫用元

委　　　员：黄汉儒　黄福开　田华咏　吉格木德　南　征

布仁达来　伊河山·伊明　袁德培　高如宏

崔松男　林艳芳　益西央宗　达　娃　王振国

王旭东　和中浚　多　杰

秘　　　书：甄　艳　胡颖翀　付　珊

《读者之喜》编译委员会

序　言

　　民族医药是我国各少数民族传统医药的统称，是由多个民族的传统医学体系和医药经验汇合而成。它与各民族的历史文化密不可分，与各民族的思维方式、生活方式紧密相关，不仅为各民族的繁衍发展做出了重要贡献，至今仍在为维护人民健康发挥重要作用。

　　民族医药古籍文献是民族医药的重要载体，是各民族医学发展的真实记录。民族医药典籍浩繁，内容博大精深，不仅具有重要的历史文化意义，更有科学与经济上的巨大潜在价值，是一个有待开发的宝藏。

　　为了全面整理、抢救和保存珍贵的民族医药古籍，弘扬和发展民族传统文化，国家设立专项经费，对民族医药文献进行了大规模的保护和整理工作。本次民族医药文献整理工作由经验丰富的民族医药文献专家和相关专家共同参与，得到了有关地方的积极配合和大力支持，取得了丰硕成果。在丛书出版之际，我谨代表国家中医药管理局对参与项目的各位专家表示衷心的感谢。衷心希望丛书的出版能够为促进民族医药学术进步、推动民族医药发展发挥积极作用。

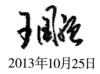

2013年10月25日

汉文翻译者编译说明

此汉文版《读者之喜》是在2010年国家中医药管理局公共卫生专项资金项目支持下完成的, 在此表示感谢!

《读者之喜》(简称) 是19世纪末, 由内蒙古苏尼特人蒙医药学家吉格木德丹金扎木苏用藏文编撰的蒙医药学经典著作。

目前,《读者之喜》用蒙古文正式出版的有三个版本。一是内蒙古临河县人民医院蒙医科编译, 1974年由内蒙古人民出版社出版的《蒙医传统验方》; 二是蒙医藏文翻译家那木吉拉译, 以哲里木盟蒙医研究所的编译名义, 1997年由内蒙古科学技术出版社出版的《昭若图堪布临床精粹》; 三是敖特根毕力格、段·关布扎布、仁庆稍翻译, 1999年7月由内蒙古人民出版社出版的《通瓦嘎吉德》。这三个版本各有所长, 其中1974年版虽然在保持原貌方面稍显不足, 但对方剂名称的翻译多数按其功能命名, 是很实际、很实用的。1997年版对邪魔、鬼怪的名称作了蒙译, 方剂名称多数结合了现代实用名。1999年版在编排层次方面较为系统。

这次汉文编译工作所采取的具体方法如下:

一、全书采用语体文, 即白话文。重视名词术语的统一, 坚持蒙医药惯用名称的应用, 并以《中国医学百科全书·蒙医学》《中华本草·蒙药卷》《蒙药正典》等汉文版权威书籍为依据, 参考了蒙医药高等院校统编教材《蒙药学》《蒙医方剂学》(均为蒙古文版)。考虑汉文版的读者对象, 对疾病名称及症状的描述尽量采用中医学的名词术语, 实难与中医名词对应的作了意译。对意译确实难以表达的蒙医专用名词均作音译。如"体素""赫依""巴达干""宝日""黏"等(对这类蒙医专用名词本应作专门解释或说明, 受时间限制只好作罢, 谨请谅解)。

二、整书翻译过程完全遵循中国中医药科技开发交流中心2012年10月6日下发的"民族医药文献出版方案"中"翻译说明"的要求执行。按"翻译说明"第一款的要求, 对本书第1章第1节第六项, 第2节尿诊第二项, 第3节全部以及在药物功能、疾病病缘及治疗中出现的一些邪魔鬼怪类的内容以及人畜便溺的应用等均进行了删减。再者有少数中药方剂名称所取的蒙古文音译文字的正确性无法确定(因蒙古文不分四声), 因而未译。

三、编译工作主要依据1999年版的顺序进行编排, 并参考了另两种版本。本书的顺序为: 汉文翻译者编译说明、目录、编著者诗、正文、结束语、方剂索引、参考文献。

四、疾病及蒙药材名称, 以《中国医学百科全书·蒙医学》(汉文版),《中华本草·蒙药卷》《蒙药正典》《医学四续》为据译出。

五、方剂名称多数以蒙医学历来沿用的名称命名, 少数依据《蒙医传统验方》《昭若图堪布临床精粹》及统编教材《方剂学》等的以功能作用命名的方法确定其名称。

六、关于书名, 现有的三种蒙古文版本的名称不统一。其中《蒙医传统验方》与原著名称不符, 无法采用。《昭若图堪布临床精粹》是以作者宗教学位命名, 并且读起来较长, 不利于记忆和交流。只有《通瓦嘎吉德》是以原著简称翻译的, 也是多数蒙医界人士认同的名称, 同时, 多数业内人士将其译成《观者之喜》。但译者经缜密思考后, 认为《观者之喜》之"观"字具有一看而过、走马观花之意。在学术著作的名称上使用不仅有些不雅之嫌，而且也有未能充分反映该著作对蒙医学所产生的科学价值和实用价值之嫌。正如那木吉拉先生在1997年8月翻译版序言中指出的那样："据藏文词典记载，藏语"通瓦"，具有"观、看""懂得、晓得""读、念、诵"等三种意义，……尤其是"观者"二字给人一种似乎有观看联欢会、文艺演出等的"观众"的印象。译者认为，既然"通瓦"含有上述三个方面的内容，就应该采用含义深刻、更适合于学术著作使用的"读"字。因此译者大胆地采用了《读者之喜》这一名称，望蒙医界同仁能够理解并接受。

七、本书的翻译工作，自始至终得到了国家中医药管理局、中国中医药科技开发交流中心及内蒙古自治区蒙中医药管理局的大力支持，同时内蒙古民族大学附属医院领导也对该书的翻译出版给予了极大的支持，在这里一并表示衷心的感谢！借此机会，向书中所利用的参考文献的作者们表示衷心的感谢！谢谢你们编撰出实用性、利用率如此之高的作品。

八、用汉语翻译蒙医经典著作我们尚属首次。由于缺乏这方面的经验，缺乏可资借鉴的资料，加之汉语水平有限，虽经几番校订，仍难免有体例不够一致，内容缺乏，语言不够通顺，甚至错误之处，敬请读者批评指正。

汉文编译者

2012年12月12日

目 录

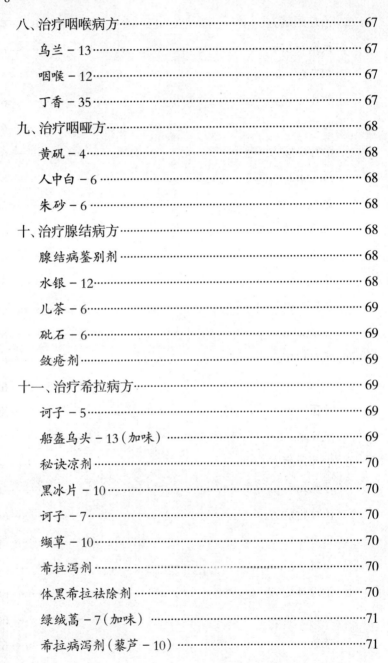

读者之喜

国家中医药管理局民族医药文献整理丛书

编著者诗

纳摩谷如必卡则亚，

那消逝的境遇本性贤明又明朗，

那消逝的魔障法韵实落空，

那消逝的诸供物飘芳香，

那消逝的受戒者以坚戒总奉献。

单目能观物者世尊，

单根心意化身第一如来，

单性那个闻及恶难时，

单药能震治者名望至德佛前跪拜。

二意之菩提之上发起力，

二聚集极完善第二如来，

二内容自然形成的伞盖月景色，

二音显现的妙音王前跪拜。

三束缚未缚羁妥善超度者，

三超度者先善第三如来，

三身转世佛面无垢黄金，

三供祭献笃信顶礼。

四尘世之罪孽为自性，

四法世界之遇而第四如来，

四未破胜正等觉佛您的，

四身无忧功德佛前跪拜。

五洲生灵福缘不足而，

五毒烦恼之刺痛遍脊梁之，

五体变化第五如来，

五慧圆满宣法王前跪拜。

六根烦恼实羁绊而，

六种生灵的苦难尽除，

六因缘消除者第六如来，

六手圆满先知王前跪拜。

七尘世间游走之生灵而，

七秘法因果依次尽修炼，

七宝圣的第七如来，

七支圆满药师帝前跪拜。

八种因果之苦难尽尝者，

八方邪念人众，

八法术化身善化震服者，

第八如来释迦帝前跪拜。

解救隐蔽宿主祸害的文殊菩萨之保佑，

神圣故乡的巩固者、制敌者、听者，

向爱抚护佑者众神仙祈祷，

向震慑邪魔者医圣大帝顶礼。

医学皆真谛，

为掌握治疗秘诀之精，

治疗点——降至脏腑的病患，

将治疗法密法经验尽表述。

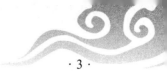

　　高高的四部医典的,

　　深奥关键内容核心理论,

　　极明晰全面的经义虽有诠释,

　　最下级学者智慧难容处。

　　以诸贤者所作医典注释,

　　抄录印度西藏零星的方剂,

　　愚者我凑合腾写在纸上,

　　汇编著书公布之。

　　依印度西藏贤者之经典理论,展先辈秘诀手法经验的这部著作包括:(一)脉、尿之特征及其对疾病的诊断,(二)各种单味药的功能,(三)疾病与方剂的对应,(四)简述药材的替代使用及其炮制,(五)方剂的成分及其分量等共五章。

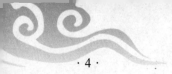

第1章 脉、尿之特征 及其对疾病的诊断

第1节 脉之诊法

先问清患者的症状、内外哪里不适等情况后,仔细切脉,详细讲出疾病情况。

一、诊脉的部位

诊脉的部位是手腕第一横纹至桡茎突下方量出一横指,医者食指下为寸,中指下为关,无名指下为尺(恰),同时三个指之间应留有麦粒大小之间隙按之。

二、雄、雌、中性脉

一般脉有雄脉、雌脉、中性脉三种。搏动粗壮为雄脉,搏动细而数为雌脉,搏动长而柔和为中性脉。须以脉之特征诊断有无疾病。

三、诊脉之理

医者以右手切男患者的左手,以左手切女病人的右手,如此交替诊脉。男性患者左手寸脉上角(缘)数又实为心热,下角数又实为小肠有热,上角迟又微为心有寒,下角迟又微则为小肠有寒。关脉上角数又实为脾脏有热,下角数又实为胃热。上角迟又微则为脾寒,下角迟又微为胃寒。尺脉上角数又实为左肾热,下角数又实为左精府有热。尺脉的上角迟又微为左肾寒,下角迟又微为左精府有寒。

诊右手脉时,寸脉上角为肺脏脉,下角为大肠脉;关脉上角为肝脉,下角为胆脉;尺脉上角为右肾脉,下角为右精府脉。对于这些脉对照上述情况,以其搏动数缓认寒热,将脏腑分别诊断,须把男女寸脉交替,又要把精府与膀胱脉、子宫的左右脉有区别地进行诊查。

四、平脉与病脉

在医者一呼一吸间脉跳五次,在五十次期间脉跳平息无变化为无病健康脉(也称平脉)。在一呼一吸间脉跳多于五次为热脉,次数愈多热度愈甚。在一呼一吸间脉跳少于五次且沉弱为寒,一呼一吸间脉跳仅一次或无搏动为极寒。当呼吸数至一百次期间,脉跳时有时无为寒热相助或赫依与血希拉病脉。阵阵停搏,且跳动实而细或特紧为邪魔病脉,须谨慎诊之。呼吸百次间无一次搏动为死亡脉。

五、赫依、希拉、巴达干、宝日病的脉象

芤又数且时有停搏,稍加按压时即无搏动为赫依病脉。搏动数而紧为希拉病脉。沉、微弱且时而停搏为巴达干病脉。芤而实数为虚。

热脉。上面沉、底部紧为巴达干希拉脉。洪大而关脉虚为巴达干宝日病脉。凸而洪为奇苏(血)病脉。颤而虚为黄水病脉。搏动如缠绕且扁平是虫病脉。沉而含混的是秽病脉。从脉搏动的快慢分辨脏腑寒热法,请看下表。

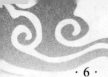

性别	男		女	
手的区别	左	右	左	右
寸	心、小肠	肺、大肠	肺、大肠	心、小肠
关	脾、胃	肝、胆	脾、胃	肝、胆
尺	左肾、精府	右肾、膀胱	左肾、子宫	右肾、膀胱

注：此表取自1974年版（蒙古文）《蒙医传统验方》一书

第2节　尿诊法

尿诊法的概要

将患者的尿接在白色无污瓷器中观察。

青而似水是无病尿，清澈又发青泡多是赫依病尿，黄色有浑浊是希拉病尿，灰白又浑浊是巴达干病尿，色紫而边上有淡绿黄色是宝日病尿，红色且多渣及浮皮厚是热病尿，红紫而清澈是血病尿，清澈而边有气泡沫是虚热尿，淡红黄而混浊有浮皮是希拉热尿，灰黄又浑浊形同奶酪是巴达干热尿，浅红黄又似腐革或似黑油、味大浮皮厚是黏热病尿，似红茶般黑紫又混浊是瘟疫热尿。尿的检查法粗略叙述就到此。

第2章　各种单味药的功能

第1节　珍宝类药

一、可熔类

金：蚀毒，使关节免受损伤，除珍宝毒，制止生育，延年益寿。

银：燥敛黄水及脓血，益牙齿。

红铜：消浮肿及水肿，祛除肺热、肝热。

铁：除肝热、眼疾，消浮肿等。

以上这些是驰名的四种金属类。

炮制法：将它们拍打成蚊子翅膀似的极薄片后，剪成小块装入泥制耐火容器中，上面置入水银、硫黄、硼砂，再用耐火泥密封容器口，晾干后投入煤火中烧至成灰时，将其取出使用。这是热制的手法。

二、不熔类

绿松石：祛除毒热和肝热。

珍珠：祛毒，止脑浆溢出。

石决明：可代替珍珠使用，并且功能相同。

不熔的药类中虽然还有金刚石、琉璃等很多种，但是经常使用的为数不多，这里只讲了这几个。

炮制法：将所炮制的药砸成小块，与火硝、贯众、硼砂、乌奴龙胆、麝香、诃子、贝齿炭等一同置入童便中煮一天，捞出后再用水煮后使用。如此炮制后可祛其毒，增其效能。

（汉译者说明：在1974年版中多出了以下内容：在不熔类药中还有海螺、珊瑚、青金石。海螺：燥黄水，通闭塞，祛骨簌热，益眼疾。珊瑚：祛肝热、脉道热，除毒热。青金石：祛除黄水引起的麻风病及除毒。在炮制中多加了沙棘。在炮制过程中，水煮后捞出，再与白酒同煮，捞出后再用水煮一次，才可使用。）

第2节　石类药

一、不熔类

赭石、代赭石：提汲黄水又燥黄水，固骨质，接骨，疗伤。

炉甘石：祛除肝热，燥除天花黄水。可用雄寒水石代替。

磁石：除体内滞留之针、铁、镞等，祛除脑、骨、脉的病症。

绿玉髓：接骨，疗疮，生肌。

蛇菊石：消骨肿，祛骨热，益眼。

猴头石：提汲黄水。

石燕：接颅骨裂隙，生肌。

金矿石、银矿石：镇毒，除脉道病，提汲黄水。

铁矿石：延年益寿，滋养老者，强身健体。

红铜矿石：提汲肺脓。

自然铜是可溶性石类药，祛除脉道热、骨簌热，接骨。

黄自然铜：祛除眼疾和宝日病，除狂犬毒。

钾长石（如西）：有黑紫两种，其功能为疗脑并提汲黄水。

以上这些是不熔石类药。

二、可熔类

朱砂：固脉道及骨质，益于解毒。

轻粉：祛除宝日热。

黄丹：止腐，祛肌肉及脉道热。

混杂红铜的锡：善于生肌。

雄黄：生发，疏通闭塞。祛腐，治疗腺结疾患，祛除瘟疫。

泉华（温泉石）：善于接骨。

铁质岩：闭结脉窍，益于希拉引起的眼黄染。

煤：燥敛黄水，消化石类，闭结脉窍，解珍宝毒。

钟乳石、石棉、蓝闪石：善治筋腱病，其中石棉祛除小肠病。

菱镁矿：闭结脑，促生肌。

锌：促进疮疡破溃，燥黄水，祛眼疾，益于消除腋臭。

银朱：愈疮疡及外伤，祛除肺病、肝病、脉道病。

玛瑙和缟玛瑙：祛除曜病（中风类）。

红土和氟石：祛除眼疾和骨热，又能燥黄水。

寒水石类有五种：祛除巴达干热、寒证，益于骨质，除尽消耗体质的八种痼疾和十六种细微病、痞、浮肿、水肿、巴达干赫依、宝日、毒类，又能止泻、滋养老者。

万年灰：祛除胃中聚集之巴达干及铁垢巴达干，破除肺痞、肝胆结石等痞症。

滑石：祛除脉道病，益眼，清洁脉道，破结石。

第3节　土类药

海金沙: 除肾病, 通尿闭, 祛除脉道病。

禹粮土: 燥脓血, 除脉道热, 疗内伤, 尤其是益于烧伤。

青黛: 益于眼疾和烧伤。

灶心土: 祛肠虫, 除肠瘀。

火硝: 化结石, 破石痞, 除尿闭。

芒硝: 生热能, 除痞症, 祛大肠病, 尤其是胀满。

碱: 止腐, 腐蚀食物, 助消化, 又益于毒疾。

硫黄: 燥脓血和黄水。

黑硫黄: 祛除丹毒等黏病, 除黄水。

黑、黄矾: 止腐, 破痞, 益于治疗脱发。

胆矾: 止疮疡, 破痞, 祛眼云翳, 善解赫依热内讧。

石花: 祛毒, 除陈旧热, 止吐止泻, 益于恶心及眼病。

五灵脂类的五种: 益于温热病、赫依病、大腿发僵等症, 清除胃、肝、肾热及痛风、类风湿病。主要用于清除闭塞症。

第4节　滋养类药

三种冰片: 雷击般除灭兴盛热, 根除体内侵袭热。

檀香: 清除心肺讧热。

紫檀香: 清除血热。

三种沉香: 平息惊悸怔忡。

牛黄: 清除疫热、毒热、肝热及腑热。

石膏：清肺热及治诸肺病，疗伤热，益眼黄。

三种红花：清肝热，闭结脉窍，兴盛体力。

肉豆蔻：抑赫依，除心脏病。

白豆蔻：清除肾病、寒性赫依病及胃病。

草果：除胃及脾寒证。

麝香：祛除毒病、虫症、肝肾病及瘟疫、眼疾、脉道病，清除尿闭。

熊胆：闭结脉窍，止腐，生肌，益眼。

绿绒蒿：清肺热、肝热。

木棉花瓣、木棉花萼、木棉花蕊三个：依次清除肺、心、肝脏热。

白种草籽：除肺之热。

黑种草籽：除肝之寒。

白云香（枫香脂）：除黄水并使其在原处燥之。

苘麻子：祛皮肤病，除黄水。

决明子：功能同前，并清除嘎日嘎（曜）病。

木鳖子（去皮）：清希拉热、腑热，其皮善除痔疮。

扁豆花：祛希拉，止肺出血。

丝瓜子：催吐，祛希拉病。

止泻子：祛希拉，止热泻。

黑白两种葡萄：祛除肺病，泻热。

芜菁子：祛除巴达干、宝日热所致的烦渴，益赫依。

沙棘：融化凝血，止刺痛，清热并益于未消化症、肝病及咽部疾病。其灰祛除肠刺痛。

柿子：祛除巴达干热。

石榴：提生胃火，祛除巴达干寒证，益丹毒，利瞳仁，并且能补充热能，提升食欲。

胡椒：祛寒，生胃火，提升食欲。

荜拨：祛寒，抑赫依症，祛除脾症，清除肺脏赫依性咳嗽及哮喘。

姜：促生热能，纳食，祛除巴达干赫依。

山奈：融化凝血，益于白酒所致的病症。

辣椒：生热能，其促热功能与姜相等。

阿魏：震慑虫类，祛除寒证并抑心脏赫依。

信筒子：促生热能，祛除虫类及肿胀。

紫铆：祛除虫类及巴达干赫如乎。

马钱子：杀虫，止腐，祛除胃疫及宝日、腺结等。

黑云香：清除黏病及刺痛、赫依病、大腿僵硬症。

没药：镇赫依，收敛骨黄水。

白硇砂：祛毒，杀虫，泄脉道病，断喉蛾，通尿闭。

光明盐：镇赫依、巴达干，祛除不消化症及寒证。

赤盐：利眼疾。

紫硇砂及香盐（卤盐）：促生热能，除腹胀、呃逆、胀满及巴达干赫依、反胃等症。

角盐和灰盐：祛除腑寒。

皮硝：融化凝结，提汲外伤黄水。

硼砂：疗伤，融化凝血，泄泻并燥除黄水和血。

海盐：治疗甲状腺肿大，祛除疮伤腐肉。

第 5 节　木本类、草本类、种植类、人造类药

八种诃子: 祛除诸病症, 尤其善除胃希拉。

栀子: 清除血症及降至腑的希拉, 并善除巴达干希拉赫依病及尿频。

川楝子: 祛除巴达干希拉、黑黄水 (麻风) 及赫依病等病。

广枣: 祛除心脏热。

刀豆: 祛肾热。

黎豆: 祛脾病, 外涂可消肿并且祛除肺病、巴达干, 止遗精。

下三子 (芒果核、蒲桃子、大托叶云实): 祛肾寒。

海枣: 祛除巴达干宝日、希拉、胃病、妇女赫依凝聚病及血凝结病, 除癫狂魔。

土木香: 祛除妇人赫依凝聚病、血凝结病。

川木香: 除巴达干热。

木香: 祛除赫依血相搏所致胃胀, 除肺病、喉蛾, 止腐。

姜黄: 祛毒, 除黏病及尿频, 止腐。

石菖蒲: 祛除不消化症, 祛除喉蛾、炭疽等, 祛诸黏病, 除黄水, 生热能。

水菖蒲: 善祛毒。

石斛: 止吐, 祛巴达干热, 除痔疮及尿闭。

钩藤: 祛毒热。

船盔乌头: 祛除瘟疫热、毒热及希拉热。

褐紫乌头和毛茛状金莲花: 除肉毒及关白附毒。

草乌: 祛除诸黏病、心赫依及黄水。

草乌叶：草乌叶的功能同草乌。

漏芦花：祛除瘟疫、毒热及内讧疫。

角茴香：祛除瘟疫热、毒热。

地锦草（血见愁）：燥脓血，祛黄水。

旋覆花：燥黄水，祛除诸刺痛，治疗头部挫裂伤。

蓝刺头：接骨又祛骨热。

毛莲花、细辛：祛除喉蛾、炭疽两种刺痛，除诸毒。

苦参：祛痛风及类风湿，使赫依热、瘟疫热成熟。

珍珠杆：具有祛除赫依、瘟疫及治疗咳嗽的功能。

当药：清希拉热及胃、肝热。

瞿麦：祛诸刺痛、毒热及血热。

川木通：清肺、肝及腑热。

拳参：祛除瘟疫热、肺热、脉道热。

杜仲：接骨，祛骨热，疗伤。

松节：祛巴达干赫依及黄水，破寒性痞，除脉道病及妇女病。

黄柏皮：祛肾热，清希拉热。将其熬成膏剂点眼，可祛眼疾。

野玫瑰果：敛毒，祛黄水。

文冠木及其膏：燥血及黄水。

婆罗子：催吐，是催吐药中的上品。

葫芦子、五味子、橡子、茯苓等：止寒热腹泻。其中五味子还能祛除播散至关节之血，又可祛除呃逆及恶心。

木瓜：清产褥热，除斑疹、丘疹及风湿。

腊肠果：祛肝病，祛毒，缓解病症。

胡黄连：燥污血，除讧热、血热及赫依所致的大腿僵直。

丹参：燥污血，祛除宝日热及脉道热，止泻。

秦艽花：清腑热及希拉热。

北沙参：清肺热。

金腰子：既能祛除又能抚宁希拉病。

乌奴龙胆：止热性腹泻。

唐谷耳黄芪：燥胸部黄水，祛水肿，固骨质。

棘豆：疗伤，催吐，止泻，灭黏，祛毒，软化肿胀。

白花龙胆：祛除咽喉病、瘟疫热、毒热、黑天花。

香青兰：清胃热和肝热。

囊距翠雀花：祛除邪魔及瘟疫，清毒热，除外表虫。

党参：燥黄水，疗颅骨外伤及水肿，固骨质。

百合：治疗头外伤，祛毒热。

棱子芹：止毒，可使蛇毒不发。

马钱子：祛除诸毒症。

马先蒿：收敛四种毒，祛除巴达干宝日病、脉道病、肉毒，止热性腹泻，守护头部穴道。

玫瑰花：祛希拉，镇赫依窍口。

花苜蓿：收敛疮疡，清肺热。

葶苈子：祛肉毒，除肺血讧热。

茵陈：清除肺热。

青蒿：祛咽喉热及肺热。

当归：祛心热及毒症。

山刺玫果：除毒热、肝热。

刺柏叶：止泻。

东莨菪：强壮身体，祛除虫病。

天仙子（莨菪子）和素馨子两个：促生胃火，祛除虫病。

马蔺及其子：杀虫，震慑痧症。

人参：益各种疾病。

通经草：祛除胸部脉道病及眼疾，利产妇。

益母草：既祛眼翳又除虫病。

天南星：杀虫，益肿胀及疮疡。其子祛毒，祛骨疣。

杉叶藻：祛除肺、肝、骨热。

鸡冠花：止女人月经过多等淋漓不尽疾病。

葫芦巴：止泻，祛除肺脓及心脉热、心脏热。

块根糙苏：除胸腔热，祛干咳及感冒咳嗽。

砾玄参：祛宝日热。

五台花：祛除血病及脉道病，止腐，疗伤。

苦苣薹：祛毒，祛精府病，除肾病并疗伤，止热性腹泻。

石韦：疗伤、燥脓，祛脉道热，止黏性热，固骨质。将本品浸泡在公山羊尿中，再加各种祛虫药后熬制成膏剂，可替代麝香使用。

草木樨和甘松：祛除心脏毒热。

黄连：祛除瘟疫热。

千里光：祛毒，除瘟疫热及创伤热，益肠刺痛，接断脉。

菁草：祛除肿胀、炭疽、内部核痛。

紫菀花：除瘟疫毒。

小白蒿：止血，祛关节肿痛，益肾病并滋养。

塔黄：燥黄水，祛水肿。

沙蓬：祛除瘟疫热、毒热、肾热。

银白杨（兴德瓦）：祛除瘟疫病。（汉译者释：蒙药用德瓦实际有三种，即草德瓦、水德瓦、木德瓦，其功能相同。这里说的银白杨指的是这三种之一"木德瓦"）

山苦荬：除希拉病。

贯众、水柏枝：除肉毒、复合毒及清希拉热，益于苏日亚（内疮疡）病。

茜草：除肺热，祛肾伤热及天花。

紫草茸、枇杷叶：具有除血病，祛肺脓之功能。

火漆：清肺热，除肾伤热，益眼。

冬葵果：除尿闭及肾热，止烦渴与腹泻。

蜀葵花：止遗精，其根益于消耗性痼疾、食欲减退等。

锦鸡儿：除肌热及脉道热。

苏木：融化凝血，祛血热。

枸杞子：除心热及妇女病。

宽苞棘豆：祛除水肿及浮肿，祛除降至下身的虫类。

荆芥：保护伤口疮疡免受虫蛹侵害，并能祛除牛眼疮。

麻黄：止血，清肝热，具有滋养功能。

菥蓂子：祛除肺、肾病及苍白巴达干宝日和黄水。

阿尔泰紫菀：祛除瘟疫、毒、巴达干宝日和脉道热。

叉分蓼：祛除小肠、大肠等腑热。

肉果草：提汲肺脓，破子宫痞。

沙芥：祛肉毒。

角蒿：祛除耳病及浮肿。

麦角菌：增热能，益伤。

毛茛、铁线莲、石龙芮：生热能，提汲黄水，止腐。

照山白：除浮肿，除寒热相搏，滋养老者。

小茴香：祛除赫依热、巴达干、毒及眼疾，具有提升食欲及祛除肿胀的作用。

车前子: 愈伤, 燥黄水, 止泻。

狗尾草及翠雀: 止泻, 益治外虫。

手掌参: 强身健体, 添精, 敛毒。

橐吾: 愈伤, 汲脓。

飞廉: 慑巴达干性疮疡。

巴豆、藜芦、狼毒: 系泄泻寒热诸病的烈性药。

京大戟: 清泻希拉病。

大黄: 清泻毒热、腑热及巴达干。

酸模: 泻黏, 益于外伤所致小腿发紫。

地榆: 可以确定物质有、无毒性。

瑞香狼毒: 慑疮疡, 泻黏。

玉竹: 祛除黄水, 肾、腰寒证, 胃病, 肿胀及赫依等症。

天冬: 祛除赫依病、女人外阴病及胃脘病。

黄精: 祛肿胀和赫依病。其根祛黄水、延年益寿、滋养老者。

紫茉莉: 祛除下身寒证及肿胀、黄水赫依, 融化石痞。

蒺藜: 祛除尿频、寒赫依、痧症、湿疹、寒性浮肿、肿胀及肾病、赫依病等。

山豆根: 祛希拉病, 除眼疾, 增加食欲, 除消渴, 祛除皮肤病、丹毒及热证类和骨热。

铁杆蒿: 祛黏, 破痞, 燥湿疹。

万年蒿: 其根结闭脉道破口, 益肺。

独活: 震慑瘟疫热、黏虫、麻风病、疮疡, 止血。益丁耳病、痧症、丹毒、赫依等。

毕日固斯日替格 (苦苣薹的另一种名称): 祛除骨热。

垂头菊: 祛除白酒所致的疾患、希拉病及头痛病。

白芷及其根：治疗耳病、鼻塞、便秘，燥黄水。

紫草：止鼻衄，祛除肺浸润、肺脓、血热、配制毒。

白茅根：祛毒，通尿闭，延寿。

西藏点地梅：提汲水肿。

蒲公英：益胃热、宝日病、外伤。

肉果草籽：慑疮疡，燥黄水。

塔灰及水藻（水绵）：敛热，又益烧伤。

蘑菇：外敷治疗肿胀。

萨杜格（黑）：祛除中风、黏及毒症。

圆叶小堇菜：除中风。

长毛风毛菊：为祛除尿路病之上品。

青稞（青）：祛婴儿肺热及肠刺痛。

牛棵子：祛除肾病、黄水、尿闭、赫依病及痛风、妇女病。

冬虫夏草：添精。

小麦：用它蒸可收敛扩散于腑的病症。

蚕豆：用它蒸益痧症。

扁豆：益希拉病、迁延性天花、疮及痔疮和疮疡。

札萨仁（黄豆）：促牙齿生长。

芝麻：疗疮疡，壮阳，祛虫病及皮肤病，又强身。

炒大米：止吐止泻。

白芥子：敛毒，祛除皮肤病、赫依及耳病。

莱菔：益于不消化症及紫癜病。用其汁滴耳，益于头痛病和耳病。其炭益音哑及诸毒症。

独头蒜：祛除耳病、毒症、麻风及瘟疫热。

葱：祛妇女病，祛妇女赫依凝聚病。用其子浸泡可祛除脉道及关节、筋之病。用其蒸可除妇女乳汁凝结病。

麻油渣：益于哮喘及刺痛、关节损伤、骨疮疡、中枢赫依、寒性尿闭。

绿豆：益于婴儿脐周化脓及新旧疮。

酒曲：益于不消化症、筋腱病、阴道病及脐周围疮。

蜂蜜：除纳日病。

稻草：益眼翳。

蜜渣：祛腺结病及皮肤病。

白土：祛除渗透骨肉之病，益妇女病。

香墨：除丹毒等有黏的诸病、胃热。

奶酪（煮后）：止泻。

奶酪煮后剩汁：祛大肠病，泻脉毒。

露水：敷身可慑热性病，祛除成熟热。

盐：助消化，除白酒所致病症。

碱：除尿闭。

砖：祛除小肠、大肠鸣响及寒证，除脐周疾病。

陈砖：除口病、咽干烦渴。

百草霜：益疮。

烟汁垢：祛阴道病、皮肤病及逆转化毒。

镜锈：益沙眼病。

银朱灰：善除伤口死肉。

水银：祛除黏、黄水、麻风病、天花、水肿及痞症。

缎灰：燥血、脓、黄水，祛耳病，结闭脉道病。

红绸：益疮及伤。

中性寒水石：治疗丹毒，止遗精及月经过多，益水肿、疮、伤等。

国家中医药管理局民族医药文献整理丛书

第6节 肉、骨、皮类药

八岁童便：祛黏疫热，祛毒，祛除哮喘。

妇人乳汁：祛除呃逆病。

男女之精：外用益于外伤。其功等同中性寒水石。

血余炭：利眼疾，除痔疮。

天花痂：祛除天花。人、畜热血滴鼻，益虫病。

新生儿、马驹子、狗崽子三个的胎粪：可祛除毒病。

腐脑：益婴儿脐脓及腺结病。

心：益妇女心脏血凝结病。

野猪獠牙：镇痛，祛刺。

狼肉：益疮、伤，除寒性化脓。

狐脑：闭结脉道口。

鱼肉：清除巴达干希拉，利疮、伤降下。

青蛙肉及其汤：利舌血性肿胀及烧伤。

蛇肉：祛除肝胆病及调制毒。

铁蛇：除眼花及赤肿。

秃鹫和鹫胃及粪：促生热能，破痞，燥脑脓。

秃鹫骨、鹤骨：解尿闭。

猫骨：治疗会阴瘘管。

第3章 病与方剂的对应

一、头痛病

人体之首——头部疾病：

头普遍地连续疼痛时用天灵盖－3汤、秘诀红花－13、扎满－3治疗。

头赫依给予土木香－10、大青盐－4。

头黄水疮用外洗药燥之。

血上涌、颈项处搏动、头痛、眼花给予芳香－12，鼻吸金丸可愈。

脑刺痛用雷铁－8、胜阎罗剂加金丸。

黑、白亚玛病用黏之总药，黄香－3，镇痛剂熏鼻，用头顶宝泻剂敷头部。

偏头疼用鼻丸。

二、黏布苏如格

黏布苏如格（黏阿玛如）是黏热、希拉热、瘟疫热乘赫依之势，以血、希拉为导引，血、黄水从儿童头部开始遍布全身而全身肿胀，可致死亡。

对此起始给予新鲜肉等有营养、善滋养的食物，在此基础上交替使用沉香－35、那如－3，同时其上应加杀灭黏之药和金丸。在治疗中应特别注意黏、希拉、血、赫依的平衡，若不如此将有生命之忧。

故应谨慎治疗。

三、眼病

眼病以用铁屑－5汤、诃子－6、明目－30为上。

眼翳以用中药羽孔白药及瓷白药为好。

视力下降用明目剂。

希拉引起的眼病可上眼药,用洗眼的中药洗之。

眼因内热相讧引起刺痒时,眼内滴象乳,内服加藏红花的调元－25,并用其煮后的清汁滴眼。

难治性眼疾用头顶宝泻剂敷头部。

四、鼻病

鼻衄时取地锦草－4汤、苏木－4汤、止鼻衄剂、止血手法及紫草－5等中适宜者用之。

鼻塞、鼻疮和鼻亚玛病用鼻药－9、百草霜－5熏鼻。

五、口病

口病用黑矾－3汤、沙蓬－8汤漱口。

口中发热或有口疫,虽然主要在幼儿时发生,若大人发生时症状更加严重。用血余炭、白矾、硼砂与白蜜和好涂抹患处可愈。若热性过大,用扎冲－5等祛除黏之药治疗。

六、牙病

无实际内容,从略——汉译者。

七、舌病

舌病内服铁屑－15，在舌脉放血。

舌肿用狼舌敷之，用白酒多次漱口。

舌上或口内生凹凸不平黄色疮时，涂抹红粉、硼砂、百草霜合剂。将白矾－6、银朱散与红糖和好涂抹患处。

八、耳病

耳流脓血是肾赫依讧恶血上扬所致。用乌兰－13加刺柏叶治疗，并交替给予诃子－18和升阳－11。将红铜灰、石膏同研细粉耳内使用。

耳聋：角蒿－6、莱菔－6用猫尿搅拌后滴耳，后用狗毛堵耳孔。或用未断奶的小牛犊未腐烂的胆及保存3年的猪羊骨髓油滴耳内。

耳内刺痛：把莱菔－3及三盐剂用公山羊尿搅拌后滴耳内。

九、耳脉被袭

耳内搏动又刺痛，被风吹后发高烧，出现黏性热的症状。对此用镇刺痛汤、胜阎罗剂、水银－18、飞龙夺命丹。耳内用镇刺痛药。

十、脸面病

脸面青紫肿胀时将香墨用石头研成细粉，用小麦粉搅拌贴脸面。

脸面起丘疹：将白粉、黄丹、白矾、酸模炭等研成细粉，用油调和涂脸。

头及脸面长出如撒遍鸡粪般湿疹时，把黑牛尿盛于红铜容器中烧开浓缩后, 加入白芥子2份、儿茶1份、旧棉布鞋烧后的灰1份搅和好, 涂患处。又将白硇砂用陈油搅拌后涂于患处, 可愈。

十一、咽部病

咽部红肿: 内服乌兰 - 13汤几次后, 再服咽药 - 12、丁香 - 35等。

十二、咽瘤

咽瘤内服祛黏制剂, 也可用中药冰硼散及梅花点舌丹。

咽部长凹凸疮时用咽药 - 4、人中白 - 6、朱砂 - 6等吹至咽部, 也可用朱砂1份、硝石2份研细粉, 用细管吹至咽部。

十三、独行肿及腺结病

独行肿是在咽部内外某处长出蛋形状黄水疱, 很快堵塞咽喉, 出现黏热证状。对此用云香 - 15加金丸 (丹) 内服, 也可用水银 - 18加治疗咽瘤的药内服。

腺结病: 以诊断腺结病的方法确诊后, 将水银 - 12、儿茶 - 6与治疗黄水病及祛黏制剂结合使用。将砒石 - 6或各种鼠类粪, 各种猛兽粪、五灵芝等用腐脑调和外敷以提汲脓及黄水。之后外用疗疮剂。

十四、赫依

此病主要与赫依融合, 起初以赫依引导, 中间使其增盛, 最后由赫依收其尾。所以赫依的饮食起居、药物治疗等在其后的各个章节中还要分别叙述, 这里就不谈了。

十五、希拉病

治疗希拉病：热性希拉病用阿拉坦－5、船盔乌头－13。若热极盛时给予额日赫木－8（八贵散）。寒性希拉病用黑冰片－10、阿拉坦－7、石榴莲花－8（加白糖）等。

陈旧希拉病，用白糖50g煮水喝极好。

希拉扩散后饮食及药物均不消化而致毒。治疗用已成青灰色的骆驼粪及陈旧羊粪烧成炭后与大米、诃子、川楝子、栀子（1997年8月版中还有用姜、荜拨、古月三个——汉译者）等量配制，水煮后装入青粗布袋中放凉敷患处。

体黑希拉病：全身变青发痒，身体消瘦，筋腱炎症，指甲下出现黑条纹或黑斑点。对此用缬草－10、祛体黑希拉剂、加味绿绒蒿－7，之后用藜芦－10泻下。

十六、纳里病

巴达干病分己源、它源两种。己源中有食管狭窄和胃狭窄两种。前者病程长久，后者阻滞不畅。它源者不能长久，终止生命亦快。治疗用安康剂、章隆石榴－13、根本－30、石榴莲花－8、石榴安康剂等。之后用催吐剂催吐，并应用灸疗等最适宜的疗法治疗。

十七、宝日病

宝日病由赫依、希拉、巴达干、血、黄水等聚集所致。它们起始时相搏，期间增盛并扩散，终末渗漏而结束生命。其在聚集时出现各种症状，呕吐黄色物，增盛时体力下降并呕吐或泄泻红色物，渗漏时呕吐紫黑色烟汁般物时死亡。治疗用调元－25、利肝和胃－21、寒水石－6、石榴莲花－8、伊和哈日－12、牛黄－13、牛黄－18。呕吐黄色及红色物时，用止吐汤和止血红花－8等。

十八、赫依、血、白痹相搏病

赫依、血（奇苏）、白痹相搏病是指赫依、血、白痹相搏上扬，胸内发热刺痛，同时脸面灼热、耳鸣、鼻塞、眼花。对此将乌兰－13与油搅拌，用水煮好投之。再投以珍宝丸、沉香－35、清血散等。用芬芳－12及中药金丹（研成粉）吸鼻。

十九、不消化症

不消化症分为赫依性及巴达干性两种。

赫依性不消化症为食物不消，胃发凉，以及泻下未消化食物，腹胀又肠鸣，对此投章鲁格石榴－13、清浊五味、寒水石－6、开胃消食－10。

巴达干性不消化症为食后即疼，胃胀满疼痛，腹大，有时呕吐，吃任何食物均不消化。对此用安康剂或寒水石——大灰剂或小灰剂。

二十、痞症

脏腑均可患痞症，概括为热、寒两种。

热性痞症为口干舌燥烦渴，喜吃凉性食物。患处凹凸不平，发烧，疼痛较重。对此投以贝齿－10、煅盐剂加味。

寒性痞聚集凸起，胃大，患处发凉，触按时似有搏动，疼痛较轻，喜暖，遇寒疼痛加重，吃凉性食物害之。对此应用黑冰片－11、三份丸及痞症泻剂祛除。

外痞用火罐拔，或用火灸、火针治疗。

内痞用破痞药后以泻痞剂泻下。

间隙痞用各种谷物种子及鸽粪外敷治疗。

二十一、浮肿及肿胀

浮肿、肿胀二病，在多数情况下很相似。赫依、血、黄水未转化成体能而遍布全身，致眼睑、面部浮肿，因寒而生恶血混浊成黄水，赫依使其扩散，时间过久则发展成水肿。对此先用芫荽子－8、铁屑－10、船盔乌头－5汤、善良－14、莱菔子－11，加味冰片－25治疗，之后投以鼠曲草为君药的泻剂祛除。

二十二、水肿

水肿因不消化症、热病用凉药过度等致长期咳嗽，以及使用泻剂后的饮食起居错误而致小腿以上浮肿并遍布全身，小便与黄水共同布满全身而致死亡。它的治疗：起初三宿在头晌时投以栀子－6汤、文冠木－4汤，中午时分投以宝乐满－7、石榴－6，下午给予五味清浊散、中平安剂；后三宿头晌时给予冬葵果－16、石榴逐水剂，中午时分用五味清浊散（丸）、红花－12；下午投平安剂、塔黄－25。之后照此继续治疗。

二十三、颈项疮

属胸部疾病，并且极具黏性的颈项部疮，好发生于肉、骨、脉、筋等的密（难）穴、颈关节之间隙。开始时出现微小疮，并流出脓血及黄水，时间久之则随疮的扩大其口张开。随后从颈椎间隙至尾骨的各个椎骨间隙均可长疮。若分散于肌肉则身重消瘦，若分流于骨则串至各关节致关节松弛，若分流于脉则致心脉、促眠脉、粗颈脉、细颈脉等断裂。分流于筋腱时，像捆绑般无法活动，失神昏厥，丧失意识，昏厥者多数死亡。若遇极智者治疗时，愈者亦有一二。对此，一定要凉温平衡治疗。总的来说，在给投帝王石剂的同时，用杜仲二汤和浸泡汤，疮口涂撒各种动物的清洁胆，再用《医典》治疗胸腔外伤章中提到的外伤收敛药、治疗药。若疮口闭合，其上用胶水和生面粉敷后，用白膜盖住。应该用《兰塔布》治疗外伤章中提到的上、下、中治疗剂谨慎治疗。治疗至第七宿、第九宿、第十一宿时毫无见效者，可能无法治疗而亡。

二十四、白痹与黑痹

白痹、黑痹者起源于颈项凹处。由大脑向下沿脊髓僵直疼痛的是白痹。由脑子下降遍布全身的黑脉有很多脉之关键，如果有一处受伤，将会涉及很多脉之关键，这叫黑痹。它的治疗用乌兰－13汤、伸僵－5汤、珍宝丸、文冠木－25，尽在昼夜中心给予。

二十五、黏腺结病

黏腺结病好发于颈、项等处。表现为黏热的一般症状，是赫依、血相讧所致，肿大之腺结忽大忽小，并且嗜睡。对此多次给予调和－10、水银－18、嘎日迪－13等治疗黏疫病的药剂。

二十六、黏丹毒

黏丹毒虽然与一般黏疫病的症状相同，但其疮如烧灼伤，而且其三角或边缘有看似火焰般画面或痒如小虫爬行；或者急速发烧，身上遍及红条纹，在寒战的同时出现癫狂状。治疗时多次给予调元－25、希拉大剂、希拉小剂等，以赫依、黏、热三者均衡治疗为要。

二十七、黏凸肿

此病好发于身体各个部位。患处凸起肿胀，疼痛难忍，发烧、寒战。对此内服胜阎罗剂、金丹，并将其外敷。

二十八、炭疽

炭疽病分为土、水、火、赫依、白、黑、花白、杂、暴烈、扁平等多种。肿胀坚实而又散在，紫黑色的是土性炭疽。肿胀处色红，灼热，急速增多是火性炭疽。肿处柔软并发凉，呈水疱样并流黄水为水性炭疽。肿处不坚，色灰白，触及有波动是赫依炭疽。不论何种炭疽均有头痛、口干、寒战、四肢关节酸痛，并且在腰肩、腋窝等处起红线。对此可内服并外敷中药金丹、飞龙夺命丹、神醒丹、灵布玉丹等。

二十九、内炭疽

此病可降至任何脏腑，以脓血呕吐泄泻、咽痛为主要特征，患者很快失去健康色并高烧等。应以治疗炭疽的办法急速治疗。

三十、黏颈项强直

此病为颈项后仰强直、失色、失神，尿似血或麻油，磨牙，出现黏疫热症状，脸面呈龇牙咧嘴，如傻笑般状，很快危及生命。对此投以冰片－23,并将在治疗炭疽病时讲到的中药尽快投之。

三十一、黏疮疡

当暴怒而致恶血、黄水在赫依的作用下聚集,其上合并先天之虫及黏疫,结于肉、骨、脉等处,可引发黏疮疡。疮疡的性质为患疮疡处肿胀,肿处坚实又发热,如钉铁钉般疼痛,出现极度黏热病的症状。对此用药物探查法鉴别确诊后,用治疗炭疽病的方法治疗,并用酒糟水、温泉水浸泡,或药浴。疮口中置入中药生肌散干粉。

三十二、黏疫性黄胆

此病初始从汗道侵入,中间降至肝胆,最后在赫依的作用下,从一处流向各脉道,遍布全身而浸及赫依、希拉、巴达干、皮肤、尿等各处,若侵及命脉即可死亡。若侵及头,可引起脑刺痛、鼻衄。侵及肝及胆时,触之疼痛难忍,并全身黄染。若降之于肺,则胸部刺痛,咯黄痰。若降至肾时,腰骶部刺痛,尿壅滞。降至胃时,呕吐黄色物。降至心、命脉时,神志错乱,感官缺失,多数死亡。在一般的黏疫病中此病的危害是极致的。对此给予苦参－7汤、冰片－23、胜阎罗剂等,并结合致病部位用药积极治疗。

三十三、黏转筋

此病是特急性病。在表现一般黏热症状的同时小腿肌肉痉挛、神志不清、胡言乱语、面色失华、上吐下泻、肌肉及小腿抽疼。对此无须用促熟汤剂,可迅速用祛黏热药剂,同时在各关节及肌肉、胃、大肠、小肠等处用热水频频拍击。若热性过度,颤抖时,用铜钱刮部位至发红,待刮痕消失时以中医方法灸之。

从黏致病部位讲, 黏疫有一十八种。身体上、下、内、外、缝隙等随处发生的黏疫有九种, 其他有九种。对这些不同发病部位的黏病将在各个章节中进行讲解。

脑刺痛在头部病中讲解。此病不超七宿。

喉蛾病在咽部病中讲解。此病不超三宿。

短刺痛在肺病中讲解。此病不超七、九、十一宿。

胃痧症在胃病中讲解。此病不超二宿。

肠刺痛在小肠病中讲解。此病不超七宿。

阿玛如在头病中讲解。此病的宿数不等。

独行肿在头病中讲解。此病不超七宿。

耳脉被袭在耳病中讲解。此病不超七宿或九宿。

卡门在心脏病中讲解。此病不超三宿。

这些叫确定的九种黏疫病。

黏疫病的九种中丹毒、炭疽、黏凸肿不超过七宿、九宿、十一宿, 疮疡及腺结为七宿, 内炭疽、转筋不超三宿, 颈项强直不超一宿, 黄胆不超七宿。此等黏疫病未在期限内抓紧治疗, 误治或治疗无效的可能导致死亡。治疗有进展且在黏疫热的定期内未罹难, 期限至二十七宿或百宿内生死不明时, 抓紧积极治疗。

三十四、时疫病

单纯疫病中有时疫、感冒、天花、麻疹四种。

首先, 广泛论述时疫有二十种。起初头、小腿、四大关节疼痛, 寒战, 梦见刽子手等凶兆, 傍晚时疼痛加重, 食欲闭塞。其间身重眼红、烦渴、高烧、脸面成紫红色。末期全身疼痛刺骨、臭汗极多、觉少干呕、胡言乱语、鼻衄阵阵、咳嗽加重并咯红痰, 紫红色小丘疹遍布全身且发痒搔之。治疗时起初三宿是未成熟期，用调元－10、苦参－7汤、伸僵－5汤。随后三宿疫热已成熟进入热盛期，用额日赫木－8、祛希拉大剂、祛希拉小剂、漏芦花－12等治疗。其后三宿是侵及脏腑的时期，因此应给予闭结脏腑穴口的制剂，如胜阎罗剂、冰片－25等。再后三宿为山川间时期，投以沉香－19或沉香－35、调元－25，用白酒送服。其后九天内有可能转化（合并）成其他病，因此从平衡饮食、起居、药物三方面把握治疗为要。

三十五、天花

天花出疹时，多数情况下不必用药物，先让患者起居于僻静处，使其出汗，之后给予黄枣－5汤、蓝芨芨草根水煮后服用。食用山羊血或山羊肉为好。

天花一般分为黑、白两种。白天花如普通黏疫热般刺骨疼痛，起初出小红血疹，似水疱或珍珠粒般，随后变大成为似铅顶或玻璃串珠般，之后化脓结痂。

黑天花的疹子不表出时，全身肿胀如牛脖子。丘疹小，呈黑紫色，较厚且布满全身。干燥血黏合痂为疹，中心凹处有红铜钉似的即是已到极点的黑天花。它的治疗应给予以苦参为主的制剂，使其出汗，之后给予单味黑豆汤、石剂与滋润剂的混合剂、密－16等。黑天花给予艰－7汤。

三十六、麻疹

麻疹主要与感冒和天花的表现相似，并且眼脉发红，眼睑内出小血疹，一宿后干燥，或者全身布满红丘疹，这是麻疹无疑的症状。治疗用川木通－4汤、黑云香－4汤、巴特尔－7、巴特尔－17。若病势极强应用治疗热性病的总药, 如天花般治疗。

三十七、感冒

感冒是因食用不洁或被污食品、劳累过度、出汗后受风寒等而受染。出现打嚏多、鼻衄、咽部发热、身体发烧、咳嗽痰多等轻微疫热症状。对此给予额尔敦 - 7汤、北沙参 - 7汤、巴特尔 - 14、呼吸宝三份剂。赫依性感冒用额日敦 - 7汤, 趁热送服沉香 - 35, 鼻内吸入金丹。希拉性感冒多次饮用水煮的白糖水, 并以内服清肺 - 13为好。黏疫性感冒的治疗同时疫病。

三十八、心脏病

五脏之君——心脏的疾病分为寒热两种。

心热时既疯癫又昏沉, 胸部刺痛, 前胸后背灼烧, 心跳频频。治疗时给服几次广枣 - 3汤, 之后给予冰片 - 25、祛希拉小剂等。

心寒时口干、气喘、心慌心悸、胸内胀满, 以及口吐白沫或干哕。对此多次给予沉香 - 35、阿敏额尔敦、静心剂等。

三十九、黏卡门

所谓黏卡门是赫依、血、黏虫栖于命脉, 布遍脉道关键, 疼痛如针刺刀剜, 失神昏厥似死亡。对此给予黏之总药, 同时加用金丹。又可内服冰片 - 23。

若降至肾脉则肾处疼痛如钉钉, 睾丸肿大, 腰骶部疼痛似断裂, 尿中血、脓混合, 淋漓不尽。对此内服益肾十七味及治疗炭疽病的强力镇黏剂。

四十、肝病

肝脏发病时，肝部刺痛、肝肿大、眼红、鼻衄，这是肝热。治疗用肝－汤、红花－16、红花－7、牛黄－9、牛黄－13等。

肝脏寒证时以不消化，巴达干、赫依呃逆，腹胀又打嗝，流泪及疼痛为症状。治疗用石榴（肝）－8、清浊五味等。在治疗期间若不注意寒热平衡，总用热剂可导致肝血腐烂，因此应耐心谨慎治疗。

四十一、肺病

如臣之肺脏病分八种。

肺热时咯红色、黄色臭痰，食欲闭塞，痰堵塞不易咯出，午后热增。治疗用北沙参－7汤、竹黄－25、狐肺－25等。

肺寒时，拂晓时分咳嗽加重，气喘吁吁，体力下降，咯极凉齁咸痰。治疗用呼吸三宝剂、葡萄－7、沙棘－5等。

肺脓时用红铜灰－43、狐肺－25等治疗。

四十二、短刺痛

血性刺痛在右侧，黏性刺痛在左侧，赫依性刺痛随处游走，并具有黏热的总症状。同时此病降至哪个脏腑即在该处引发刺痛。尤其是若降至肺脏，则咳嗽甚多，且痰中带血。对此投给抑刺痛汤、水柏枝－5加味等。

总之，将黏之强力震慑剂在点完一炷香期间给予三次。还要用泻黏剂。治疗肺扩散时应长期治疗，直至痊愈。

四十三、脾病

脾病在腹部左侧，胀满肠鸣，在左侧软肋处刺痛，且出现黑青色斑点是脾热。对此给予祛脾热红花－7、额日赫木－8等内服。

脾寒为嘈杂、消化功能降低、身体发青浮肿，打嗝或排气后顿感舒服。对此给予草果－19、冬青叶－9等。

四十四、肾病

肾热在遇有饮酒、日晒、火烤等温热性饮食引发，起居时极为疼痛，肉骨间隙热讧，腰部以下全部疼痛，髋骨孔隙刺痛。疼痛在午前加重，午后减轻。对此给予诃子（肾）－10，用伸僵－5汤做引子送服。配合牛黄－12，多次应用。

肾寒时下身发凉，疼痛不适及尿沥沥、遗精、尿血、行走如弓般弯腰。对此给予伸僵剂、升阳－11、白豆蔻－10、土茯苓－5汤等。

已成痼疾的肾热，用高山瀑布水浸拍为好。用矿泉之寒泉水浸泡及用脉道泻剂泻之。还可在胫尾穴、踝脉穴放血治疗。

肾寒用煮骨汤浸泡及硫黄温泉水和煤温泉水浸泡为好。

困厄时代发生的肾腰部疾病，目前全部认清已非常困难。用肾－7汤和土茯苓汤制之，疼痛可消失。

谓之肾脉分离是因急跑、举重等引起粗黑脉受损伤而致伛偻，行走、坐卧时疼痛难忍，成为驼背。对此给予肾脉－7汤，并多次给予珍宝丸。

谓之肾达日干病是腰椎关节外凸成驼背。对此把土茯苓－5汤煮于奶酒中多次内服，并用白豆蔻－10等长期治疗。

四十五、苏日亚病

恶血、黄水聚集在脏腑的脉及关键。在肺、肝、肾及胃、大肠等处引发苏日亚病。在致病部位肿胀并出现如鼠洞般孔洞，刺痛如钉钉般，并流脓血、黄水。

肺苏日亚为频繁咳嗽，左乳附近或胸窝下部肿胀刺痛。治疗的总药是水银－18、竹黄－25、红铜灰－43、檀香－8等交替使用。

肝苏日亚为右乳附近及肝区刺痛，肝肿大。治疗采取红花－7、德格都红花－7等与总药交替使用。

肾苏日亚为肾部肿胀，小便淋漓不止。治疗采取白豆蔻－10、加味诃子－10、驴血－25交替给予。

胃及大肠苏日亚为腹部肿胀、肠鸣，又出现苏日亚的总症状。胃苏日亚用五灵脂－9，大肠苏日亚用清浊五味等配合燥黄水剂，并用慢黏剂。用鸟粪、各种花卉外敷使其化脓，之后用外伤药可治愈。

四十六、胃病

胃热：血热、希拉热散布胃之内外，纵隔发热并且寒性、热性饮食起居均害之。以黄色或如腐血般物呕吐或泄泻。用五灵脂－9、绿绒蒿－7、祛腑热剂治疗。

胃寒：饮食不消化、胃胀满，以未消化食物有声泄泻，食欲闭塞。对此用清浊五味、寒水石－15、红铜灰－10、安康剂治疗。

四十七、胃痧

胃痧病：胃痛如刀割，肠道被粪便堵塞而小肠变窄，四肢肌肉转筋绞痛而轻声怪叫。对此迅速给予黑冰片－4汤、祛腑热剂等慢黏的总剂。

四十八、小肠病

小肠热等小肠绞痛、刺痛，大便堵塞如肉粒结团或热性腹泻、沉坠性绞痛。治疗用止泻子－4汤、祛腑热剂、祛希拉热小剂等。

小肠寒时小肠胀气，跳动刺痛，下气不通，以絮状黏液泄泻及绞痛。对此给予叉分蓼－6、清浊五味、石榴－13等，并以泻秽剂或藜芦－14泻之。

四十九、小肠刺痛

黏热降至肝而引起肝血下渗，导致小肠刺痛，腹泻呕吐。

由五脏导致的泄泻及刺痛甚重，血水混合泻下。

由六腑导致的腹泻及刺痛轻微，以红黄色掺杂黏液及絮状物泄泻，表现出黏热病的总的症状。治疗用止泻子－4汤、五灵脂－13、猛－23等与祛除黏热的中药内服。

五十、肠宿病

谓之肠宿病是热降至腑或寒导致不消化致使体力耗竭，食用任何饮食当即泄泻且极度消瘦。对此给予寒水石－15，并如巴达干病般治疗。

五十一、痧症

痧症有肝、脾、胃、大肠、小肠痧等多种。尤其在胃、大肠及小肠发生的较多。它是血与希拉未消化而降至腑导致脐左右刺痛，气滞不通。对此先给予光明盐－4汤、六味安消散、木香－11、优日勒－13及治疗痧症的中药，用童便或水送服。对虫痧可用梅花点舌丹治疗。

五十二、虫结团

由赫依所致的虫结团病是在胃、大肠、小肠等处赫依、希拉内讧而致腑内生成长虫，此虫向外转动或发怒而使赫依、希拉相搏，出现痧症症状。治疗用光明盐－3汤加痧药内服，并给予泻秽剂或藜芦－14、调和剂等泻剂泄泻。

五十三、大肠病

大肠热时，口干烦渴，腹部胀满便秘，适宜寒凉，热性害之。治疗用祛腑热剂加紫硇砂内服。

大肠寒时，腹痛肠鸣，大肠角处疼痛，泄泻物为灰色或为所食食物颜色，气滞。对此给予顺气石榴－13、清浊五味，并以缓泻剂等将赫依、希拉、巴达干三个平衡治疗。

五十四、膀胱及精府病

集聚红白精液的精府位于膀胱左右角，血失落于此导致尿道出血。赫依存于此处时，以胃、大肠为根基向上达肺、心之中心，赫依鼓噪增盛，向上成为堵塞痰口的赫依，向下成为如射箭般赫依，间隙中赫依、希拉、黏、热、血等相搏而致的是难治的失血症。治疗时可连续用枇杷叶－2汤及红花止血－8等。若存有赫依时，给予清浊五味、白硇砂－14，加沉香－35或呼吸三宝煮于肉汤中内服。饮食中加升阳－11同食为佳。

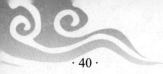

· 40 ·

五十五、癃闭症

尿闭症时膀胱膨胀，尿道口突然阻塞尿闭疼痛。对此将盐剂、海金沙－8，用白硇砂25g水煮液趁热送服可解除。

五十六、希京病

希京病分为遗尿症、尿浑浊等二十种。尿多发胀，导致输尿器官感知减弱而成遗尿症。对此给予姜黄－4汤、升阳－11等。再者，还有睡间遗尿或行走坐卧时漏尿，并有臭臊味，或者尿色白、黄浑浊，尿迹处结白色物，并有苍蝇聚集。该病初期时易治，过时后分化成十六种病，且不易治疗。对此给予诃子－22，以姜黄－4汤送服，并多次服用三子－17。

五十七、遗精

热性遗精时尿道痉痛，夜间阴茎脉弦举起，疼痛难忍。热盛时尿中带血或流血，憋尿时灸痛。对此用肾－7汤、萨丽·嘎日迪、黄柏－8治疗。

寒性遗精时睾丸脉不安宁，尿道灸痛，精液、尿液混合而浑浊，此病令人疼痛不甚，久治效果也不佳。治疗用白豆蔻－10、那如－3、机密－10、日月止遗剂、升阳－11、精液丸等。

邪魔性遗精是因淫秽不洁之缘，在睡梦中同不相识的女人交媾而遗精，中午及半夜时分疼痛。治疗同上。

五十八、男外阴病

男性阴茎经常发胀勃起，包皮变粗糙，谓之牙痕。肿胀色红，其上长满如芥子般黑斑者称鼓包。在包皮内外肿如结扣般，并有赘肉者称结子。尿道口蜷缩肿胀，排尿疼痛，尿道口闭塞的称孔道黏合。阴茎内如扎刺般炙疼称棘刺，共有五种。此外还有赫依、希拉、巴达干、血聚合引起的五种。总共有十种。治疗方面这里就不一一叙述。总之，肾病中的遗精、寒性疮疡引起的尿闭、下身遍布湿疹等疾病是困厄时代的疾病。对这些疾病应视其具体情况给予治疗。起始用土茯苓－5汤加味、调元－10等内服收敛毒和黄水，疮疡外用八宝散、珍珠散抹撒，再将金丹、灵补玉丹用马骨髓油搅和涂于疮疡周围为上。之后多次内服土茯苓，并浸泡天然温泉为好。

五十九、妇女外阴病

妇女年轻时房事过度、失血过多或闭经导致子宫及阴道的疾病，引起经血变色，变成白色而多泡沫，经血淋漓不尽或在精府聚集成痞。子宫或阴道内似有小动物，经血恶臭，流脓或脱肛，外部亦可长疮疡及湿疹。对此将枇杷叶－2汤加入加水的奶酒中，煮沸后内服，或者多次给予五根－17，用口朝东方之鼠洞土敷之，并用妇女病章节中讲到的治疗法及治疗男外阴病的方法加以治疗。

六十、阴间浸润

阴间浸润病是阴部外或内部长出小丘疹，流黄水、脓血形成疮而浸润。脓液及血淋漓不止，疮疡扩散至全肤浸润。治疗时内服嘎日迪－5、云香－15，外部用猫骨粉加猪脂肪拌和敷之，或者以治男外阴病的方法治疗。

六十一、寒疮

渗水的寒疮类中有湿疹、牛皮癣等有名无名的多种。

其中肿胀及疼痛甚者用肉桂－5汤洗之,以镇痛。寒疮内服百草霜－8,外用干轻粉。

全身遍布黄水疮,用水煮羊粪汁洗患处,用松香－4或黑药涂抹患处。

湿疹、牛皮癣用水煮小米外敷。白硇砂－5与陈油拌和涂之。

刀刃伤外用八宝散、珍珠散。用黑云香、杜仲汤外洗。

动物角及木质类刺伤用野牛心粉撒患处,涂抹猪脂肪。

胯处渗水、肛门渗凉汗病外撒抹儿茶粉及石膏粉,内服紫茉莉汤。

皮肤腐烂瘙痒用石菖蒲汁外洗,外撒龙涎香细粉或中药生肌散。

六十二、腾布疮

腾布疮接触毒长在男女阴部。通过被褥或接触致病。疮疹呈灰色并瘙痒。皮色变红紫,疮被蚀凹陷,因挠搔而生脓液汁流淌,疮扩散而疼痛。全身沉重,感官闭塞,随后头发及眉毛脱落,脸面失去光泽,眼噙泪溃烂,久之布遍全身。治疗起初用文冠木－4汤、调元－10、调元－15、百草霜－8。外用黑药及治疗男外阴的疮药,并用百草霜－5熏、机密－14吸入、星火剂七日或三日内熏一次。若药毒过度,则用祛毒剂漱口。百日内忌房事,忌食山羊肉、大蒜、葱、盐、花椒及饮酒等。

六十三、睾丸肿

睾丸肿大时，内服奶酒或与无碱红茶同煮的土茯苓－5汤。将酒糟及小米面同煮后外敷。取奶酒一杯、肉汤一杯，加适量红糖与油同煮，内服出汗即愈。

六十四、臀肿

臀部肿胀、坚实又发热，此为赫依存于此所致。对此多次内服黑云香单味汤、文冠木－4汤。白芥子、五灵脂酒煮外敷。内服水银－18，可燥黄水及脓，又祛热。

六十五、痔疮

痔疮是因下行赫依内讧致肛内长各色包块，肛门脱出，流黄水及血，热讧刺痛难忍。对此给予辣椒－6、橡子－5，用嗜酸奶汁送服。用痔疮熏剂熏之。也可用白碱水煮后，趁热装入瓷器中，将器口对准肛门用其热气熏蒸，外涂铁屑粉，内服磁石（制）。用洞口朝东北方的鼠洞土泡酒后外敷。

六十六、大便秘结

大便秘结是下行赫依倒转逆行，导引赫依之尽，稍使下赫依松弛，臀部赫依随处串行，期间大便干燥秘结。对此给予除秽汤（大黄－3汤）、蛇肉－6。也可用白硇砂－9。

六十七、腹泻

胃火下降，希拉或肝血降至腑而精华未消化致寒性腹泻病。对此给予石榴（止泻）－8、五味子－9、胆－7等。

肝热下降与体内水行内讧，其活动致胃、小肠、大肠等刺痛，肛门炙痛、口干烦渴、食欲闭塞，以各种颜色泻下。对此给予止泻子－4汤，加木瓜、止泻子－15（祛腑热剂）、鼠曲草－6等。

六十八、黄水病

黄水（希拉乌苏）病是由血与胆的精华之浊聚集在肉、骨、脏、腑、关节并扩散至内、外、间隙三处，皮肤及关节间隙而致黄水病。赫依和巴达干所致的是白黄水病，血、希拉所致热性的为黑黄水病。此病内外随处可发，并无固定处。治疗：白黄水给予调元－10、云香－15、党参－18；黑黄水给予水银－18、驴血－25。不论是哪种黄水病，把棘豆、碱、大青盐、塔灰、绵羊粪（青色的）等用白酒煮后涂于有塔灰的毡子上裹患处，或用盐、牛奶涂于毡子裹患处；或者将人的油垢头发、麻黄膏、盐、牛奶、碱等渗入毡子里裹其患处。

六十九、皮肤病

皮肤病是因黄水、血、虫增盛，赫依、希拉、巴达干相搏所致。皮肤变成花白色的称之白癜风。

疮，黄水聚集，皮肤变厚呈灰白色，发热刺痛，毛发与汗毛脱落的称干癣。

皮肤呈灰白色并松软，鼓包。灰白的中心愈合，而周围又向外扩散，这是牛皮癣。

中心凹陷渗出黄水，并生成黄水疮扩散，此为齿坎疮（亦称铁角）。

与疮有关的疣，根据其大小来区别，以颜色分为白、黑，又以软硬分为山羊疣、绵羊疣。对此用嘎日迪－5等内服，外敷用治疗皮肤病的外用药。

白癜风：外涂黑色涂剂。

干癣：将黑牛尿用红铜器煮，浓缩时兑入麻黄及旧布鞋底（二者均烧成炭），涂患处。

牛皮癣：将陈旧木头、枯白骨头的粗粉置入泥制容器中密闭，煅烧后取其底部存留的如麻油般物外涂。外涂猪油亦可。

齿坎疮的治疗：内服肉桂－4汤，外用黑药。

疣：用香火或火镜烧。

上述各种皮肤病都内服水银－18，浸泡硫黄泉、煤温泉。

七十、毒病

昔日，梵天与非梵天们欲求甘露翻搅大海时，见大海里出现了一个头发呈黄色的怪物。此时梵天只念了一声咒语"臧瓦哄"，此怪物立刻化为动物毒和植物毒。这显然是一个传说故事。植物毒有草乌毒、狼毒、漆树毒、莨菪毒、马毛毒等。动物毒有狂犬毒、蛇毒、蝎子毒、虫毒等。对这些毒病在《医典》《兰塔布》等典籍中分为调和毒、转化毒、本质毒，并详细讲述过。这里只讲一讲鉴别有毒和无毒的诊查法。

在黎明前，被验者空腹，并且未讲话、未吐唾液时，让其将唾液吐在洁净水里，其唾液浮在水面为无毒，若沉入水底则有毒。

将白英石烧红，让被验者将唾液吐在此石上，待石头冷却后将其砸碎，断面见麦粒大小黑色即为有毒。

将被试者的尿盛在红铜器中，观察时呈黑色为有毒。或者将其尿接在铁器中，将其一缕头发置入尿中，被烧焦的为有毒。无论何种毒均可如此探究，并以各种治疗法给予治疗。

虽然调和毒是以汉法调和各种要素而制成的, 但单独内服草乌、东莨菪即可中毒。

宝类调和毒, 传遍全身。

石类调和毒, 降至胃, 胃胀满, 消瘦。

肉类调和毒, 降至胃和肝, 可致血泄泻或咳嗽, 并咯脓血。

要素成分调和毒, 致单侧半身疼痛, 消瘦。

草类调和毒, 降至关节间隙及肌腱、筋, 致其挛缩。

虎触须、儿马鬃、鹅绒等绒和毛的调和毒在小肠末端变成虫子, 当天气炎热时饮酒后, 此虫竖起, 从内吸食营养。

其他还有兽毛、孔雀羽、兔胆、青蛙胆、斑蝥等毒剂很多。

治疗: 先用水柏枝－7汤、调元－25、祛毒汤等收敛毒的敛毒剂, 再用解毒大剂震慑毒, 随后用泻毒剂泻下。

转化毒, 是食用不相适宜的食物及先前所食之物未消化时, 又食用了不相适宜的食物, 以及无节制或不控量地混合食用不相适宜的食物而致毒。对此给予清浊五味、冬青叶－16、牛黄－17等。随后用上述泻下剂泻其毒。

肉毒是肉中了湿地毒, 受秽物污血污染, 生肉放置于谷物中, 食用胎死腹中五六日的死胎肉或食其母畜肉, 均可致毒。对此给予单味姜黄汤、活血－4、葶苈子－7汤, 随后用泻毒剂泻下。

动物毒中蛇毒乘血运传遍周身。昆虫类的毒刺痒, 肿胀及长黄水疮, 鼓包发热。对此给予黑云香－4汤、草木樨－6、鼻药－13、牙毒涂剂治疗。

七十一、狂犬毒

狂犬毒要结合犬的颜色、咬人时间、发病时间等来进行考究。其各种症状如下：

花斑狗在小晌及午后时咬人，第十六宿发病。

黑狗、红色狗在太阳升起及中午、午夜时咬人，前者一个月发病，后者半个月发病。

花脸狗拂晓及中午时咬人，一年内发病。

青狗夜间或拂晓时咬人，第二十六宿内发病。

黄狗在大晌午或拂晓时咬人，在三个月内发病。

虎纹狗每个夜间时咬人，在一年零八个月内发病。

红鼻白狗不论何时咬人，第七宿发病。

时间与颜色不同时无毒，若时间与颜色吻合时就有毒，就必须加以治疗。

将被咬伤口水洗后，滴奶观察时伤口不沾奶即有毒。因此起始用青色儿马刚刚排出的新粪，挤出其汁与奶油同煮后，堵住右鼻孔，滴入左鼻孔（1997年8月版称堵右耳，滴左耳——汉译者）可抑制毒而不发病。之后给予犬毒大剂及牛黄－17内服。内服泻犬毒剂以泻毒。

七十二、妇女病

妇女病是因起居过失等导致赫依、希拉、巴达干、血、聚合病五个，脉道病十六个、痞症九个、虫病九个（1997年8月版，1975年4月版中均为两个——汉译者），普遍病八个，共四十七个。简述为赫依聚集、血凝结、痞症、虫坚起、虫恼、乳房肿、妇女普遍病等七种。

1. 赫依聚集病　经血与黄水混合，由赫依将其扩散至脏腑和脉系而致头晕、耳聋，牙、颌、腮、颊部及胃酸痛。下身发凉，腰部疼痛，胃及小肠胀满绞痛，食欲减退，恶心欲吐，月经及白带过多。对此给予白豆蔻－7、清浊五味、吉祥－18等用肉汤、白酒或奶酒送服。

2. 血凝结病 身体沉重，腰部以下疼痛消瘦，下腹部酸痛如刀割，肝隔刺痛，脉道发热搏动加快，持久性头痛并烦渴，全身酸痛，消瘦，意识及体力下降，月经过多或闭经，皮肤逐渐变青。对此给予三子－17汤、枸杞子－7、吉祥－18、尤日勒－13等。

3. 痞症 凝结病聚集成痞时，以贝齿炭－6、三份丸破痞，之后用藜芦－14泄泻治疗。

因赫依聚集、血凝结壅滞而胃部出现如倒扣盘子似的现象时，用生面2500g，红糖、大青盐、油、水果、酒曲、白酒各50g，加七个诃子混合煮至较稠时装入青黑色布袋中，每日三次外敷，共用七天。

子宫内赫依、血、虫相搏时，如痧症般刺痛。对此将花椒与白酒同煮，装入青黑色布袋中在下腹部及腰骶部缠绕，出汗疼痛即消。

不论因赫依或血而闭经，都应对此给予当归－4、额日顿－7汤趁温内服，必能下行。

经血过多或红白混合物淋漓不尽时给予枇杷叶－2汤、大黄－3汤内服，之后用洞口朝北的鼠洞土加少量油置入锅内加热，喷白酒，置于下腹部及腰骶部热敷，随后给白豆蔻－7与大托叶云实－6交替内服。

4. 虫竖起发热病 消瘦，失眠心烦，腰骶部及右乳房疼痛，阴部有臭味，经常期盼男人，体力逐渐下降。对此把男人擦汗的毛巾水煮后用此水送服卷柏－9，适当行房事。多次给予上述药物治疗。

5. 虫恼 女阴瘙痒而挠致阴道口肿胀并淌黄水，甚是胀痛，白带极多。对此给予大托叶云实－6、枸杞子－7、荆芥－6等内服；制作各种谷物及花卉的浸浴液浸泡。

6. 乳房肿 给予诃子－3汤，制作山羊粪酒煮浸浴液浸泡。

7. 妇女普通病 有妊娠病、难产、胎死腹中不下、因赫依导致胎盘滞留、子宫脱垂、产后流血不止、产后毒碍等七种。

（1）妊娠病：受孕后乏力倦怠，烦躁生气，唾液增多，情绪不定，干呕，喜好各种饮食，旧病复发，停经，嗜睡，懈怠。对此给予温和药，避免集会喧哗。

（2）难产：给予羚羊角－4、燎毛灰－5汤、云香－4、水银－6、龟鳖汤、蛇蜕－3汤。

（3）胎死腹中不下：给予相思子－4、白硇砂－4、藜芦－3。马粪（干）泡酒，在腰椎第十六节外敷。或者医者口诵《达力冲》，对患者右手实施震荡术；口诵《那勒啥格》，对其左手实施震荡术；口诵《布义嘎日冲》，在其头顶行震荡术；口诵《阿玛格沙格西格》，在其脚后跟行震荡术，即可产出。

（4）因赫依导致胎盘滞留：给予鹏食管－4、羚羊角－4、水银－6、白硇砂－4等，用黄酒、童便等量送服。随后用蓖麻子四十九粒研成细粉贴敷产妇脚心可下。

（5）子宫脱垂：用湿度适宜的凉开水冲洗，之后用温奶洗，之后取薄毡片将施术者两个手指缠绕三层，再涂油脂，其上沾些白硇砂，将脱出的子宫往里推至底部。随后将其双腿抬高，臀下垫高，将毡子加热至适宜温度在阴道口热敷。双腿绑缚后击打脚心。

（6）产后流血不止：将白糖、红糖、吉祥草共研细粉，用白酒调和内服或用酒送服三黄抱芦丸，随后将奶油与面粉调和点燃，用其燎烟味熏鼻。

产后赫依与血内讧而失去知觉时在头囟处放血，之后在四骨滋养汤中煮乌兰－13汤，放温内服。

产后疼痛难受时可用鼠洞土外敷，随后内服祛腑热剂和卷柏－9。

（7）产后毒碍：因产后食用陈旧肉类及油及昼间睡眠等致希拉热起，全身疼痛乏力、难受及瘙痒、烦渴、眼及皮肤黄染。对此交替给予调元－25、额日赫木－8、吉祥－18等。

七十三、小儿病

小儿病有母亲病传给婴儿的同生病，其他小儿疾病与大人平常所患疾病相同。

小儿病的生死征兆为：眼等器官光泽有神、呼吸平稳、四心（手心、脚心）红、吮乳有力、进食良好者可愈。眼等器官失神及失光泽，不能闭眼，胃坚硬如石，呕吐频繁，四心灰青，呼吸短促，不吮乳时极难治愈。对此起初给饮星水，随后将青粗布在额日敦－7汤中浸透后缠绕全身，并给予三臣丸加味、全解脱剂等。寒性希拉给予诃子－5、清浊五味等。

七十四、杂病

简单杂病的治疗：

音喑：丁香－6、三子汤、石膏－12、嘎日迪－9等内服。

食欲减退：将肉桂－6混合于其平时喜好的食物中食用。

渴病：用芜蒌子与蜂蜜同煮的汤或陈砖水煮汤送服栀子－3。

呃逆时：呷满口凉水不间断地分九次咽下，之后用沉香、鱼骨与陈油混合熏鼻。也可用蜂蜡－12熏鼻。内服石膏－9、姜－4、菖蒲－4等。

哮喘病：音喑、呼吸急促、气喘憋闷，逐渐疼痛难忍。对此在夏季和冬季用查干汤送服葡萄－7、丁香－11可愈。

疥疮：起初手足指间瘙痒，继而皮肤破溃，流黄水而扩散极痒。

对此给予硫黄－6，白酒送服。用猪脂肪和儿茶－8外用。用马骨髓油和胡椒－3外涂。用拔汗剂熏，用洗疮剂洗，用祛疮药外涂。为燥敛黄水应多次给予水银－18。

刺炭疽症：肿胀刺痛、发热，随之变大。若治疗不当将失落于脉道，致全身炙热而亡。治疗上起初用动物胆震慑，之后给予马钱子－7、绿绒蒿－15等以慑制黏。时间过久的用星火剂和百草霜－5熏。若将此病同其他黏病一样治疗则可能危及生命，须慎之又慎。

烧伤：起初将新鲜牛舌贴于患处以拔毒，之后涂抹禹粮土，又可涂熊胆。

头部虫疮：所谓的头部虫疮，是指具有炭疽性质的病。给予乌兰－13汤，头顶用罨敷剂敷之。

七十五、外伤

乘车骑马摔、蹾、挫等引起骨折、关节脱臼、内部挫伤、脑震荡等损伤的治疗。

1. 脑震荡的治疗　脑震荡时头昏难忍，干呕。对此在患者发际处扎紧四边结有四个扣的布带，一只手抓紧布带结扣，另一只手握紧拳头击打抓紧布带之手，每个结扣处如此击打三次。或者让患者仰卧平躺，双足并齐，足底紧贴一块木板，用棍棒捶击木板使已震之脑复原。

2. 颈椎凹陷　不能发声说话，颈部无法转动。对此让患者盘腿而坐，手脚平齐捆绑，用布固定颈部，布的两头交叉于头顶，一人将布的两头慢慢向上提起时，另一人用两只手绷住其两侧腮部来回慢慢转动时，听到轻微的"咯勒"声即为复位。

3. 胸骨凹陷骨折的复位　在患者两侧腋下各夹一木板固定，术者膝部顶其后背, 双手从肩部牵拉复位后, 用已剃毛的薄鞣革贴患处防止干燥。

4. 锁骨脱臼的复位　在患者腋下用布等物缠绕, 布的两头绕至背后用手抓紧轻轻向上牵引, 同时用膝部顶住肩部复位, 然后用布固定脱臼关节。

5. 肩关节脱臼的复位　暴露患侧肩部, 让第三者光肩膀从其患侧腋下顶着, 术者上下摆动肩部复位, 之后用鞣革贴之。其后在腋下掖软质乱线团固定, 手臂用布条吊在胸前。

6. 肋骨骨折的治疗　让患者用力吹小口酒坛, 使其胸廓鼓起。在患处贴敷打出小孔的去毛鞣革固定。

7. 腰椎移位的复位　让患者俯卧, 在移位关节上方放置棍棒, 用布缠绕, 由两人在胸部及臀部处按压住, 另外两人从棍棒两头慢慢抬起可复位。

8. 髋关节脱臼的复位　比一比双腿长短, 拽住短腿, 持其股骨头内外稍加转动即可复位。

9. 膝关节脱臼的复位　手持胫骨头至脱位处, 将小腿缓缓地推向大腿内侧, 当接近大腿时即可复位, 随后固定患处。

10. 踝关节脱臼的复位　从胫骨头牵扯, 用拇指压迫踝骨突前即可复位。

11. 股骨头、肱骨头脱臼的复位　用缠绕毡子的木头从下面撑起, 另一人用脚后跟缓缓压迫脱位头, 即可复位。

12. 小腿、前臂骨折的治疗　将膝下至踝的肌肉(或肘关节至腕部)(括号内为译者所加)尽量牵扯, 以手法复位后用长短厚宽适宜的四块或六块木质夹板固定。

13. 手腕、胫骨前脊骨折的治疗　手法复位后用布包扎三层, 其上整齐摆放长短适宜的木筷，之后用适宜木夹板固定。

14. 粉碎性骨折的治疗　粉碎性骨折时，将该处肌肉向外牵扯，用手指触摸有"沙沙"声处（手法按摩复位要避免肌肉夹在碎骨之间），随后如前述缠绕，其后用二指宽两端打孔的柔软皮革缠绕，用细木棍插入两孔间固定。随后内服中药八厘散、七厘散及铜钱－6。或给予煅制多次的纯红铜灰一小勺内服。多喝未腐烂的红角鸮风干肉汤，益接骨。

15. 肺、肝震荡的手法治疗　肺、肝震伤时，头昏脑涨，语言障碍，感官迟钝，胸部憋闷。当即由两人从患者腋下举起，抖动多次。之后如果是肺震伤就用牛或绵羊的新鲜肺贴敷于肺脏部位。如果是肝震伤则用牛或绵羊新鲜肝贴敷肝区。之后按摩伤处，并用毡子敷贴包扎。

16. 肾震荡的手法治疗　肾震伤时，患者腰部缠绕三层布，在平地刨个小洞，令患者所伤之肾对准洞口平躺其上，然后在其两侧用斧头等器具重击地面各三次，之后把四肢抬起轻轻抖动，随后用绵羊粪泡酒外敷包扎。

17. 脉筋移位的治疗　脉筋移位扭结时用大青盐和陈油外敷按摩。不论伤及内外，起初用水煮盐拍击伤处，之后按摩。

18. 断肌、磕脉的治疗　肉断脉磕破后在其间隙聚集血与黄水，肉色变青疼痛。对此在鲜萝卜片上撒些盐，待盐吸收后外敷患处。

七十六、痛风（含类风湿）

痛风病是赫依、血内讧浸入骨而拇指至脚底阵阵疼痛，逐渐扩散至脉道、筋、骨、关节炙热疼痛难忍的疾病。对此给予五灵脂－5汤、云香－15、驴血－25、文冠木－23等内服。浸泡天然硫黄温泉或水煮硫黄的人造温泉。

七十七、风湿病

此病是陈旧热扩散、陈旧之黄水浸入关节、脉、筋、肌肉、骨所致的疾病。其中疼痛较轻，赫依占优势的称白风湿；疼痛厉害，血热性占优势的称黑风湿。对此给予调元－10汤7日，每日3次，共21天内服。党参－18、苦参－5汤、水银－18、三子－10等内服。用涂抹剂外敷。如果热度极强应以治疗黏热法治疗。

七十八、狼头疮

谓之狼头的赫依病给予加味云香－15，并以"狼头敷剂"外敷。

七十九、巴木病

腿巴木病是因体内存在的黄水、血、虫增盛而导致白、黑、花斑三种巴木病。

由赫依引起的称白巴木，其症状为头痛身重，疼痛较轻，肿胀且松软，按之凹陷留下手印。

血、希拉引起的称黑巴木，症状为发热厉害，足背、小腿等处肿胀，呈紫红色，疼痛难忍且坚实，刺痛尤甚。

以上两种症状混合出现的称花斑巴木。其皮色如鹏鹑羽毛或火苗般斑驳。治疗先用掌参－8汤、巴木茶汤、治疗肝病剂，之后，再用掌参－3浸洗拍击的同时，给予马钱子－7、铁屑－15，随后用巴木病泻剂泻下。

国家中医药管理局民族医药文献整理丛书

八十、牛眼疮

所谓牛眼疮系长于足底或脐下的一种疮。对此用轻粉—3拌和猪脂肪敷患处,将此前叙述过的涂抹剂涂于患处。

国家中医药管理局民族医药文献整理丛书

第4章 简述药材的替代使用及其炮制

第1节 药材的替代使用

肉豆蔻以当归代替。

石膏以两种沙参代替。

丁香以草果或小茴香代替。

白豆蔻以荜茇子代替。

草果、石榴可用冬青叶代替。

麝香用石韦代替。

牛黄用五灵脂代替。

诃子用水柏枝代替。

红花用栀子代替。

土木香用木香代替。

大肉用(野)兔心代替。

瞿麦用五灵脂代替。

金腰子用石榴代替。

胡椒用姜代替。

姜用荜拨代替。

草果用红花代替。

水银用硫黄代替。

北沙参用茵陈代替。

川楝子用栀子代替。

紫草用茜草代替。

黑云香用阿魏代替。

白云香用决明子代替。

两种檀香可相互代替。

黑沉香用山沉香代替。

草乌用草乌花代替。

野牛心用(野)兔心代替。

人胆用熊胆代替。

驴血用兔血代替。

东莨菪子用天仙子代替。

冰片用樟脑代替。

大黄用姜黄代替。

第2节　药材的炮制

药材的炮制法简述如下。

寒水石的烈性炮制

雄性寒水石与瑞香狼毒等量砸成小块，置入铁制或泥制耐火容器中，投入猛火烧十天后取出，之后趁热揭盖立即倒入白酒，即刻将容器口密闭放置，待凉后取出，阴干后再装入容器中煅烧，从火中取出后趁热揭盖倒入嗜酸奶汁，此时它将成为奶酪状，其上再加上白酒，用布或绸缎过滤去渣阴干。如此炮制的寒水石用于配置安康剂等制剂中。

寒水石滋养凉性炮制

把寒水石如前煅烧,其后对水煮沸,阴干后再对水煮沸,如此再三煮沸七日,阴干,最后和红色奶牛之乳阴干。如此炮制的寒水石用于嘎老红药等凉性制剂。

寒水石又一种烈性炮制

将寒水石如前烈性炮制后,用白酒分解晾干。此等炮制用于祛除不消化症等的温性制剂中。

寒水石的凉性炮制

谓之寒水石的凉性炮制是,将雄雌两种寒水石粗略砸碎后加水,每天换水并每天煮一次,晾干,如此共七天,之后粉碎成细粉用牛奶搅拌阴干。如此炮制的寒水石用于祛血剂等祛热制剂中。

寒水石灰剂

寒水石灰剂(寒水石的变换炮制)的制作方法是,诃子、光明盐、船盔乌头、硼砂、荜拨各5g,已炮制的硫黄7.5g,以上药物同研细粉,其上加等量或二倍烈制寒水石,拌匀置入耐火泥制容器中,这些药物只占容器容量的三分之一,将器口用泥密封煅烧。煅烧熟透的标准为开封后所煅药物充满容器,呈像海螺粉般白色,遇水沸腾即已成熟。未成熟时呈黑色,应再煅烧。

万年灰的炮制

万年灰的炮制如同寒水石。其烈性炮制品用于热性制剂中,具有渗透、止腐、破寒性痞等功能。

水银的热制

硫黄粉100g、水银50g,置入铁器内文火熔化,当冒蓝光时用铁筷子搅动,在铁筷子及铁器边沾有黑青色或黑、红、紫色物是未熟透或加热过度,故应再三熔化,呈天空色时取出置于沾油的容器内使其凝结。如此炮制的水银应用于震慑黏，治疗丘疹、麻风病、黄水病等制剂中。

水银的寒性炮制

水银25g，酒曲二把，盐粉2.5g，共同置入皮囊，扎紧袋口，用拳头摏一天，之后将污水丢弃，如此摏七天。随后在麻油里煮即可。

水银的温和炮制

水银5g，锡3g，铅2g，共同置于铁勺里。再加一滴麻油加热，待其熔化后，倒入刚煮好的沙棘汤里，冷却后置入冷水中搅动。如此炮制两次即可。如此炮制的水银用于祛除水银毒的制剂。

祛除蛇肉毒

祛除蛇肉毒之法为将蛇肉用麝香水浸泡一天后去皮即可。

蜈蚣的炮制

祛除头足即可。

雌黄的炮制

雌黄等土类药，水洗沉淀即可。

羚羊角等角类的炮制

羚羊角、扁角羊角、鹿角等角类用火碳烤成黄色即可。

长嘴诃子的炮制

将其埋入炭火中，外皮发黄即可。

巴豆的炮制

去皮除胚芽后吸取油脂即可。

干漆的炮制

用黄油稍煮即可。

藜芦的炮制

去皮，炒至未糊即可。

木鳖子的炮制

去皮使用。

石榴的炮制

剔除顶端凸出的萼即可。

硫黄的炮制

置于铁器内加油，文火加热熔化。火势过大其色会成为青黑色或紫红色。因此控制火势是关键。

白矾的炮制

置于铁勺内，文火加热至泡沫散尽，色如海螺粉般白色即可。

煅盐剂的制作手法

陈食盐二把，野牛等的角一把，松节、荜拨、大青盐、大瓣铁线莲、石龙芮、毛茛各一把，光明盐、紫硇砂、火硝各羊粪蛋大小，诃子三个，栀子、川楝子各一个，肉豆蔻、石膏、红花、草果、丁香、白豆蔻、石榴、全蝎、辣椒、鸽粪、秃鹫粪、藜芦各一份，斑蝥三个，共研细粉，其上加三口白酒、二口奶酪，用铁制容器同煮，待变稠移入泥制耐火容器密封，煅烧半天即可。可单独使用，亦可与其他制剂共同应用。

（汉译者：此制剂中存在以下几个问题：①计量不准确，"把""个"并非计量单位，尤其是羊粪蛋等也成了计量单位，使人无法理解。但考虑尊重原貌只好如此译出。②成分中的斑蝥，是根据1997年8月版译出的，在1974年版中未提及此成分。

第5章　方剂的成分及其分量

一、治疗头痛方

天灵盖－3汤

天灵盖（译者：密闭煅制，并且应用经常年日晒雨淋已成白色的）50g，龙骨40g（制），肋柱花20g。水煮口服。祛除头痛。（译者：应共研细粉，每次3~5g，加水煎煮8~10分钟内服）

秘诀红花－13

天灵盖（如上炮制）30g，龙骨（制）15g，肋柱花10g，红花15g，金腰子10g，旋覆花15g，草乌芽30g，船盔乌头20g，熊胆0.5g，炉甘石（制）30g，木鳖子15g，东莨菪15g，信筒子15g，石花（红）15g。治疗血、希拉所致头痛病、黑白亚玛病，祛脑热。（译者：应共研细粉，水泛为丸，每粒重0.2g，每次15~19粒内服）（注：方名13味药，实际14味药，为尊重原著，保留原貌）

白芷－3

白芷、花椒、腊肠果（等量）共研细粉。鼻吸多日。治疗长期头痛。

土木香－10汤

土木香10g，苦参10g，珍珠杆5g，山奈25g，木鳖子15g，玫瑰花10g，诃子10g，天灵盖（制）15g，龙骨（制）15g，肋柱花15g。祛除赫依希拉所致头痛病。（译者：共研细粉，每次3~5g，水煮7~10分钟内服）

草乌－8

水银（制）30g，硫黄（制）30g，草乌（制）30g，麝香10g，东莨菪

10g, 信筒子10g, 紫铆10g, 黑云香10g。(共研细粉, 水泛为丸, 每5粒约1g重, 每次7~11粒)用水煮铁杆蒿汤送服。治疗头痛, 尤其是亚玛病。

益众剂

东莨菪膏25g, 岩羊血15g, 紫草茸、茜草各15g, 龙骨10g, 肋柱花12.5g, 天灵盖(煅)12.5g, 信筒子10g。(共研细粉, 水泛为丸, 每粒重0.2g, 每次9~13粒)治疗各种头痛。

期望生发

麝香和山杏油涂之。

期望脱发

从略。

大青盐－4

船盔乌头6g, 红芝麻7.5g, 大青盐7.5g, 诃子2.5g。治疗妇女经常头痛。

头部黄水疮, 用水煮绵羊粪洗患处, 之后涂抹红粉以汲敛黄水, 随后将乳香、没药、冰片、代赭石(煅成灰)共研细粉外涂。对寒热疮类均有效。

湿疹

白芥子二份, 儿茶一份, 共研细粉, 用嗜酸奶汁液搅和外涂后在日光下晒之。

黄香－3

水银(制)、黄丹、黄香等量, 共研细粉, 制丸熏鼻, 治疗亚玛病, 此为经验方。

芬芳－12

石膏15g, 红花15g, 肉豆蔻5g, 丁香10g, 白豆蔻5g, 草果5g, 信筒子、紫铆各5g，檀香、紫檀香各20g，冰片5g，麝香2.5g，共研细粉鼻吸。用于亚玛血上扬头痛、读书写字过度致赫依血内讧上扬、鼻塞等。

镇痛剂

信筒子10g，菖蒲10g，黑云香10g，黑冰片5g，天仙子15g，东莨菪10g。共研细粉，和鹿脂熏鼻21次。可祛除各种头痛。

头顶宝泻剂

狼毒50g，藜芦50g，巴豆50g，白硇砂25g，斑蝥50g，长嘴诃子25g，毛茛25g，铁线莲25g，石龙芮25g，文冠木膏5g，紫草茸15g，白云香、决明子，茼麻子、木香、缬草各5g，麝香2.5g。共研细粉配制。用时剃净头发在头上涂抹很薄一层，待出水泡之后，细粉和油涂患处。

偏头痛

硫黄、花椒共研细粉，和唾液为丸，用纸或布包好塞入痛侧鼻孔，对侧鼻孔流水即愈。

那如－3

草乌（制）150g，荜拨100g，诃子50g，共研细粉。（应制成水丸，每粒0.2g，每晚服一次，每次5~9粒）治疗有黏、无黏、病势较大的疾患。

二、治疗眼病方

铁屑－5汤

铁屑（制）150g，黄柏皮100g，诃子150g，川楝子50g，栀子150g。共研细粉，水煮内服。除眼疾。

眼内滴黑狗右耳血，可祛除眼斑翳。

胡日查－6

诃子15g，红花15g，黑云香7.5g，瞿麦19g，木香7.5g，麝香5g。共研细粉。（应水泛为丸，每丸重0.2g，每次13~17丸，每日2~3次，开水送服。——汉译者）祛除血、希拉、赫依所致的头昏脑涨，祛眼斑翳；治疗脑刺痛和白、黑、花三种亚玛病。

明目－30

石膏5g，藏红花5g，丁香2.5g，肉豆蔻2g，白豆蔻5g，草果2.5g，羚羊角2.5g，犀牛角（可用水牛角浓缩粉代）2.5g，公狍角2g，鹿角20g，黄铜矿石（制）41.5g，白石脂11.5g，锌矿石16.5g，炉甘石10g，小茴香5g，木贼20g，白赭石10g，代赭石10g，白檀香5g，紫檀香5g，文冠木10g，掌参5g，诃子15g，川楝子10g，栀子5g，制铁屑15g，牛黄5g，熊胆2.5g，秃鹫胆2g，益母草5g，麝香2.5g，沉香5g，银环蛇（眼及吻齐全，用麝香水浸泡一天）30g。共研细粉内服。是治疗33种眼病的良药。（注：方名30味药，实际33味药，为尊重原著，保留原貌）

祛眼病剂

炉甘石10g，冰片10g，藏红花10g，黄丹10g。共研极细粉，上眼。祛除血、希拉引起的热性眼病。

三、治疗鼻病方

塔－4汤

地锦草25g，秦艽花15g，瞿麦20g，紫草25g。共研细粉，水煮服汤。止鼻衄。

苏木－4汤

土木香5g，大黄5g，槐子（？）15g，苏木15g。共研细粉，水煮内服。功能同上。（注：原文即为槐子（？）15g，为尊重原著，保留原貌）

止鼻衄方

藁本5g，黄柏皮10g，小白蒿10g，白茅根5g，紫草茸15g，红花35g，熊胆15g，豌豆花10g。共研细粉。功能为止鼻衄。

止血剂

轻粉25g，熊胆25g，豌豆花35g，地锦草25g，诃子、红花、紫草茸、茜草、紫草各15g，荮蓂子10g。止各种出血。

紫草－5

塔－4汤加熊胆。治疗月经过多等出血症。

鼻药－9

京大戟10g，船盔乌头10g，侧柏叶10g，山柰10g，此四物共同烧成炭，其上加斑蝥、白硇砂、地锦草、菖蒲、木香各5g。共研细粉和乳牛尿，滴鼻九滴。可祛除头痛、鼻病、感冒陈旧扩散渗入鼻腭部、头部外伤致血、黄水扩散至脉道等症。

百草霜－5

水银（制）50g，铅（制）25g，锡25g，朱砂25g，百草霜50g。共研细粉。每个病人用21药勺，男性左鼻孔，女性右鼻孔熏之。可祛除鼻疮、咽部生疮、鼻塞、黑白亚玛病、全身生疮等。具体实施要根据患者年龄、体质情况及病势轻重制作五、七、九、十一、二十一次为宜。

四、治疗口病方

黑矾－3

黑矾（制）5g，诃子10g，枇杷叶25g。水煮后用其汤漱口多次，可祛除口腔疾病。

沙蓬－8

紫草茸15g，枇杷叶、秦艽花各10g，胡黄连、沙蓬各15g，麝香2.5g，熊胆5g，白糖10g。共研细粉。祛除口腔内各种疾患。

嘎日迪－5

诃子30g，木香5g，菖蒲22.5g，草乌（制）15g，麝香4g。共研细粉。（水泛为丸，每晚1次，成人每次5~9粒）治疗各种由黏所致的急重病。对此在这里仅简述到此。对其4种颜色制作法及变换引子制作等，请从班第达隆的著作里去领会。

五、治疗牙病方

牙病丸

阿魏12.5g，信筒子12.5g，东莨菪（制）25g，麝香10g，紫铆10g，铁杆蒿炭20g，草乌芽15g，草乌（制）20g，木香10g，诃子12.5g，马蔺子20g，红花12.5g。共研细粉。用鹿脂25g搅和，置于所痛牙齿的空洞处咬之，将唾液吐出，勿咽下。

六、治疗舌病方

狼舌－15

青蒿15g，木香15g，草乌（制）20g，缬草5g，麝香2.5g，诃子25g，丁香15g，石膏7.5g，红花45.5g，牛黄6.5g，菖蒲40g，草乌芽5g，阳起石7.5g，青蛙肉20g，狼舌25g。共研细粉，水泛为丸。祛除六种舌病，蛾喉、炭疽、黏、虫致舌肿，以及舌巴木病等。

白矾－6

白矾（制）10g，朱砂5g，白硇砂5g，胆矾2.5g，姜黄2.5g，麝香2.5g。共研细粉，水泛为丸。祛除舌巴木病、咽喉肿胀、蛾喉等。

七、治疗耳病方

角蒿－6

角蒿25g，麝香1.5g，木香15g，莱菔5g，独头蒜20g，红铜灰15g。共研细粉，用公绵羊尿搅和，上耳内。

莱菔-6

莱菔10g，木香5g，诃子15g，孔雀羽炭5g，磁石（制）15g，白硇砂25g。共研细粉。用猫尿或油拌和上耳内。

或者莱菔15g，木香10g，麝香2.5g，角蒿10g，白硇砂2.5g，大蒜15g。共研细粉，用公绵羊尿泡滴耳，祛除耳内刺痛。

八、治疗咽喉病方

乌兰-13

土木香5g，苦参5g，珍珠杆20g，山柰2.5g，诃子5g，川楝子5g，栀子15g，茜草5g，枇杷叶5g，紫草茸10g，橡子15g，紫草2.5g，五台花5g。共研细粉。祛除上扬类及下沉降类和已成熟的及未成熟的血与赫依相讧的诸病。

咽喉-12

漏芦花25g，白花龙胆25g，秦艽花25g，硬毛棘豆35g，菖蒲20g，草乌芽40g，诃子25g，青蒿25g，瞿麦15g，石膏15g，陈砖15g，芫荽子10g。共研细粉。用下述的汤剂送服，治疗蛾喉、炭疽、伤风感冒、血性刺痛、音喑、血热、黏热降至咽喉、生疮等病。

汤剂：麦冬25g，甘草10g，白花龙胆10g，石膏10g，芫荽子10g，陈砖15g。共研细粉。水煮引用上述咽喉-12。

丁香-35

丁香50g，红花25g，姜黄45g，石榴15g，肉桂10g，葡萄（干）50g，大青盐15g，菖蒲25g，信筒子15g，胡黄连50g，木香25g，香附20g，甘草30g，白云香45g，决明子40g，苘麻子20g，石膏30g，芫荽子30g，止泻子25g，紫铆45g，草乌（制）45g，大蒜15g，麝香15g，马蔺子20g，硬毛棘豆50g，酸模25g，诃子30g，寒水石25g，陈砖30g，栀子20g，紫草

10g, 五灵脂40g, 白花龙胆45g, 漏芦花25g, 川楝子20g。共研细粉。治疗咽喉病、炭疽、舌病、头痛病、亚玛所致赘肉、虫性瘙痒、颈肩发僵、牙龈病、牙病、咽喉肿胀等诸症。内用白开水送服, 外涂可用童便拌和, 咽喉疼痛时可用竹管吹至患处。

中药冰硼散亦治疗咽喉病。其方可从中药方剂中取之。

九、治疗咽哑方

黄矾 - 4

黄矾20g, 铜绿15g, 雄黄1.5g, 熊胆5g。共研细粉。治疗咽喉病, 用细管吹至患处。

人中白 - 6

人中白10g, 白矾、青黛、绿青、朱砂各5g, 冰片2.5g。共研细粉。祛舌巴木、咽喉闭塞、黑白花三种亚玛病。

朱砂 - 6

姜黄15g, 白硇砂5g, 胡黄连10g, 雄黄5g, 红粉10g, 朱砂10g。凉水送服, 治疗咽喉闭塞。(此方中雄黄、红粉都有剧毒, 可否内服? 译者认为不可)

十、治疗腺结病方

腺结病鉴别剂

蜈蚣25g, 蟾蜍25g, 硬毛棘豆25g。共研细粉, 装入瓷器内加水浸泡一天, 稀稠如奶酪时摊于红绸上涂敷肿胀处。如果肿胀移位, 则是疮病, 未移位则为腺结病。

水银 - 12

文冠木20g, 秦艽花15g, 诃子5g, 川楝子25g, 栀子5g, 白云香

15g, 决明子15g, 苘麻子15g, 荜拨5g, 黑云香20g, 硬毛棘豆20g, 水银（制）20g。共研细粉, 内服用奶酒送服。外用时加五灵脂和童便敷患处。

儿茶－6

诃子20g, 黑云香20g, 黄柏皮膏20g, 水银（制）25g, 硬毛棘豆20g, 儿茶25g。共研细粉。内服可除腺结病。

砒石－6

砒石（制）25g, 斑蝥（制）25g, 龙骨5g, 木香10g, 白硇砂15g, 雄黄（制）20g。共研细粉。用生蜂蜜拌和涂患处, 三宿内可治愈腺结病。

敛疮剂

藏红花15g, 白云香15g, 朱砂15g, 琥珀25g, 象牙25g, 珊瑚25g, 轻粉5g, 硼砂5g, 铜绿15g, 砒石40g, 没药40g, 龙骨15g, 熊胆15g。共研细粉。外用可祛除陈旧疮。

十一、治疗希拉病方

诃子－5

诃子肉15g, 石榴15g, 木鳖子20g, 五灵脂5g, 黑冰片6.5g。共研细粉内服。治疗胃、小肠赫依希拉、不消化症及眼黄染等。

船盔乌头－13（加味）

船盔乌头50g, 木鳖子35g, 秦艽花25g, 肋柱花40g, 瞿麦25g, 山苦荬25g, 胡黄连35g, 黄柏皮25g, 角茴香20g, 红花20g, 金腰子25g, 牛黄40g, 止泻子50g。加味药为: 若希拉热及疫热势大, 加漏芦花及角茴香50g; 如果血上扬加瞿麦25g、射干50g; 若病在胃, 加香青兰50g、五灵脂50g; 若病降至小肠, 加拳参50g、止泻子25g、川木通10g。

以上各类均加草乌叶100g。共研细粉。

秘诀凉剂

沉香10g，炉甘石15g，石榴50g，寒水石（寒制）15g，牛黄10g，石膏10g，红花15g，丁香、白豆蔻各5g，草果10g，绿绒蒿15g，檀香10g，紫檀香5g，麝香2.5g，木鳖子15g，止泻子10g，肋柱花15g，麦冬15g，瞿麦15g，荜拨5g，诃子10g，木香5g，白糖50g。共研细粉。主治热性希拉病、复合病、聚合病、宝日病、毒病等。

黑冰片－10

石榴15g，肉桂10g，白豆蔻10g，荜拨10g，诃子15g，光明盐10g，木鳖子10g，止泻子25g，熊胆2.5g，黑冰片65g。共研细粉。祛除赫依、不消化症、巴达干及寒性希拉病。

诃子－7

诃子10g，石榴15g，肉桂10g，栀子5g，肋柱花15g，沙棘10g，黑冰片50g。加白糖后共研细粉。除寒性希拉病。

缬草－10

草木樨5g，缬草5g，诃子15g，侧柏叶5g，玉竹15g，当归10g，照山白5g，菖蒲5g，木香5g。共研细粉。祛除寒性希拉病。未除尽者用泻剂祛除之。（注：方名10味药，实际9味药，为尊重原著，保留原貌）

希拉泻剂

藜芦（制）15g，白丑10g，长嘴诃子15g，白云香5g，决明子5g，苘麻子5g。共研细粉。祛除泄泻希拉病。

体黑希拉祛除剂

红花7g，牛黄5g，檀香5g，熊胆、木鳖子、肋柱花、金腰子、白云香、决明子、苘麻子、麦冬、五灵脂、瞿麦、香青兰、石榴、止泻子、黄柏皮、诃子、川楝子、栀子各5g，黑冰片25g。如果热势过强，加草乌芽

10g；若寒性较大，加铁屑（制）10g，苦参5g，荜拨2.5g，芫荽子10g，信筒子5g。共研细粉。祛除体黑希拉病。

绿绒蒿－7（加味）

檀香、紫檀香、木棉花瓣、木棉花萼、木棉花蕊、绿绒蒿各5g，冰片2.5g。共研细粉。如果是能视希拉病，加肋柱花10g，木鳖子5g，川木通5g，麦冬10g，土木香10g，荜拨5g，诃子10g。若是明视希拉病，则加木鳖子9g，茼麻子10g，诃子10g，川楝子、栀子各10g。共研细粉。先将红乳牛油、白糖、蜂蜜三个拌和成丸剂，祛除寒证与希拉结合的诸病。

希拉病泻剂（藜芦－10）

藜芦（去皮制）10g，狼毒（制）9g，巴豆（去皮及胚芽炮制）5g，如法炮制的硼砂7g，诃子肉2.5g，京大戟（制）10g，船盔乌头（根及叶）10g，木鳖子（去皮制）0.5g，水银（热性制）6g，肋柱花、莲座虎耳草、花锚各1.5g。共研细粉，水泛为丸。泻下希拉热。（注：方名10味药，实际12味药，为尊重原著，保留原貌）

十二、治疗巴达干病方

光明盐－3汤

干姜15g，诃子10g，光明盐25g。共研细粉。生胃火，祛除巴达干寒证。

安康剂

寒水石（热制）100g，石榴100g，莱菔干100g，石膏5g，红花5g，丁香、肉豆蔻、草果各25g，荜拨、胡椒各3g，冬青叶、炉甘石各30g，肉桂、硼砂（制）各40g，莱菔炭10g。共研细粉。如果热性太过，加土木香、芫荽子、沙棘各5g；如果血性过大，加胡黄连、瞿麦、麦冬、木鳖子各5g；如果赫依过盛，则加肉豆蔻、阿魏、紫硇砂各5g。根据病情调整引子。祛除巴达干病、聚合病、不消化症、纳里病、赫依、巴达干、希拉等诸病。

章隆石榴－13

石榴100g，胡椒5g，荜拨20g，姜5g，肉桂20g，白硇砂15g，信筒子25g，秃鹫粪炭10g，蒜炭、蛇床子各15g，铁线莲20g，辣椒20g，大托叶云实15g。共研细粉。祛除不消化症、胸口巴达干、铁垢巴达干、火衰巴达干等已根巴达干病，尤其是善于开胃。

根本－30

诃子、川楝子、栀子、石膏、红花、贯众、白云香、熊胆、角茴香、五灵脂、广酸枣各5g，石榴、丁香、肉豆蔻、草果、姜、荜拨、土木香、菖蒲、北沙参、花椒、黑云香、沙棘、绿绒蒿、白豆蔻、芫荽子、射干各10g，柿子、冬青叶、白花龙胆各15g。再加贝齿炭（制）、盐（制）、寒水石（烈制）、鹫食管或狼食管各25g（蒙医学中把后加之四味称"四犀利药"）。共研细粉。治疗食管及胃纳里病。

石榴安康剂

石榴25g，肉桂5g，白豆蔻5g，荜拨7g，红花10g，蒺藜子、肋柱花、胡黄连、瞿麦、五灵脂、漏芦花、栀子、香青兰、螃蟹、花苜蓿、海金沙各5g，芫荽子10g，冰糖、猪血或黑冰片、沙棘、木香各15g，寒水石（凉制）25g。共研细粉。功能：提升胃火，增加食欲。主治：巴达干、不消化、宝日、希拉、肾病等。

巴达干催吐剂

寒水石20g，将其煅透，取出立即投入半碗水中，趁其沸腾加入石膏5g，再加婆罗子、丝瓜子、飞廉、橐吾、菖蒲、大黄各5g的细粉，用生蜂蜜拌和，趁热服之。功能：催吐，祛除巴达干诸病。

泻剂先行汤

长嘴诃子10g, 大黄10g, 塔黄5g, 荜拨10g。共研细粉, 水煮。在服用泻下剂之前, 趁温热在半夜时内服。

调和剂

狼毒（制）2.5g, 藜芦（制）7.5g, 巴豆（制）15g, 诃子5g。共研细粉, 水泛为丸。水煮光明盐汤当引子服用。用烧油或烧骨头等的燎煳味熏鼻并给服骨汤。若呕吐则在颈前凹陷处用石头冷敷, 让其嗅香味, 往脸面喷水或放置浸水毛巾。或者将人胎盘内面乳头状隆起物阴干研细, 开水送服, 可祛除巴达干纳里病。

十三、治疗宝日病方

调元－25

藏红花17.5g, 诃子、川楝子、土木香、肋柱花、胡黄连、秦艽花、麦冬、木鳖子、芫荽子、猪血、乌奴龙胆、绿绒蒿各10g, 川木香5g, 瞿麦5g, 角茴香5g, 紫菀花7g, 铁线莲11.5g, 贯众15g, 五灵脂、香青兰、石榴、白豆蔻、柿子各15g, 栀子15g。共研细粉。收敛已扩散的宝日和毒, 并善于解毒, 祛除巴达干希拉, 分清浊。汤剂、散剂、丸剂均可。

寒水石－21

寒水石（制）、石榴各50g, 荜拨、白豆蔻、肋柱花、沙棘、木鳖子、紫檀香、五灵脂各25g, 瞿麦5g, 土木香、香青兰各15g, 芫荽子、绿绒蒿、栀子各20g, 柿子、牛黄、木香各40g, 诃子30g, 麦冬10.5g, 止泻子30g。共研细粉。治疗胸口发热, 烧心吐酸水, 希拉扩散, 宝日病引发胃、肝及前后牵扯疼痛, 宝日隐匿、宝日浸沉和扩散及血希拉降至胃, 胸部刺痛, 宝日内讧等病症。

寒水石 - 6

寒水石50g，土木香5g，川木香25g，红花40g，荜拨15g，白豆蔻15g。另外加白糖15g。共研细粉。治疗宝日病引起的吐酸水。

石榴莲花 - 9

石榴50g，肉桂、白豆蔻、荜拨、黑冰片、木鳖子、玫瑰花、诃子各5g，冰糖54g。共研细粉。治疗宝日病。

伊合·哈日 - 12

石膏10g，红花、麝香、肋柱花、诃子、栀子、川楝子、土木香、牛黄、冰糖各10g，黑冰片35g，胡黄连5g。共研细粉。治疗宝日病、不消化症、热性寒性希拉、眼及皮肤黄染、时疫及各类刺痛等。

牛黄 - 13

牛黄25g，红花15g，瞿麦、肋柱花、绿绒蒿、川木通、丁香、五灵脂、木香、木鳖子、土木香、芫荽子、沙棘、香青兰各15g。共研细粉。治疗血热扩散至胸，月经过多，刀伤出血，呕血，便血，因宝日致肝大等症。（注：方名13味药，实际14味药，为尊重原著，保留原貌）

牛黄 - 18

牛黄20g，檀香、紫檀香、沉香、肋柱花、绿绒蒿、木鳖子、土木香、芫荽子、香青兰各5g，瞿麦15g，野兔心2.5g，丹参10g，栀子10g，五灵脂10g，木香10g，石膏10g，红花25g。共研细粉。祛除肝血热、宝日病扩散等。

止吐汤

甘草25g，木鳖子15g，肋柱花25g，石榴15g，茜草20g，紫草20g，紫草茸20g，芫荽了25g，草果15g，熊胆5g，冰糖50g。共研细粉。治疗各种呕吐。

止血红花 - 8

红花25g，熊胆12.5g，豌豆花20g，紫檀香2.5g，银朱12.5g，诃子

5g, 地锦草17.5g, 射干5g。共研细粉。止宝日病呕血便血、刀伤出血、月经过多, 以及鼻衄等出血诸病。若肛门出血加丹参、五味子、翠雀花。

十四、治疗上讧病方剂

沉香 - 35

降香10g, 沉香10g, 侧柏叶10g, 檀香、紫檀香、石膏、蓝刺头、旋覆花、毛莲菜、草乌(制)、麝香、黑云香、野兔心、木香、北沙参、木棉花瓣、胡黄连、土木香各5g, 红花20g, 丁香、白豆蔻、肉豆蔻、草果、诃子、川楝子、栀子、苦参、山奈、瞿麦、肋柱花各1g, 广酸枣、白云香、马钱子(制)、石榴各10g, 珍珠杆4g。共研细粉。治疗黏、热、赫依及山川间热等相搏、内讧、干咳、连续咳嗽、赫如胡(风湿病)、赫依阿瓦日达(腰椎前凸而后仰)、刺痛类等。尤其是肺热、肩背刺痛。因肾赫依而胸部胀满, 咳嗽咯泡沫痰时先用升阳11味, 之后用羊肉汤或白酒当引子送服此药为佳。

凉血散

寒水石(寒制)50g, 紫草5g, 土木香25g, 瞿麦10g, 牛黄10g, 栀子15g, 石膏15g, 甘草10g。共研细粉。内服。

代替放血、治疗一切血热内讧。

十五、治疗不消化症方

诃子(胃) - 10

诃子、山奈各5g, 石榴30g, 肉桂、白豆蔻、荜拨、胡椒、寒水石(制)各15g, 光明盐12.5g, 五灵脂10g。共研细粉, 红糖水送服。治疗胃巴达干寒, 不消化症, 食后不适、呕吐、腹泻。可祛除胃肝诸病, 尤其是宝日扩散。

清浊五味

石榴、红花各20g, 肉桂15g, 白豆蔻10g, 荜拨15g。共研细粉。生胃火, 分清浊。祛除不消化症, 以及下身寒、浮肿等症。

寒水石大小灰剂

寒水石 (依法煅制) 80g, 秃鹫食管5g, 诃子10g, 荜拨5g, 贝齿炭10g, 大托叶云实、姜、胡椒、辣椒、小茴香各5g, 光明盐2.5g, 白硇砂2.5g, 灰盐 (人工制)、紫硇砂各5g, 朴硝 (制)、火硝 (制) 各2.5g, 水獭或水禽类骨 (煅) 5g。共研细粉。此为寒水石大灰剂。

寒水石 (煅制) 80g, 诃子、硼砂 (制)、光明盐、荜拨、船盔乌头各5g。共研细粉。此为寒水石小灰剂。

治疗不消化症、胸口巴达干、铁垢巴达干、巴达干希拉、宝日、痞及胃病、毒相搏等。

十六、治疗痞病方

贝齿炭 – 10

贝齿炭、寒水石 (烈制)、五灵脂各15g, 肋柱花、木鳖子、胡黄连、红花、石榴各5g, 木香、诃子各10g。共研细粉。可融解化破寒性、热性痞症。若为希拉性痞加黑冰片15g, 若为血痞加沙棘10g、朴硝10g。

煅盐剂

盐 (如法炮制) 52.5g, 木鳖子、止泻子、红花、丁香、木香、荜拨、硼砂 (制)、诃子各5g, 石膏2.5g, 寒水石 (寒制) 10g, 雄黄、胡黄连、冬青叶三味共同制成闷炭10g, 白糖52.5g。共研细粉, 内服。祛除内部热性痞。

治疗寒性痞时在盐剂上加石榴、寒水石 (烈制)、荜拨、硼砂

（制）、毛茛、铁线莲、石龙芮、野牛角或牛角火燎的细粉各10g，肉豆蔻、白豆蔻、草果、藜芦各5g。共研细粉。用白酒浸和，置于大锅内密闭烧成闷炭，用红糖水送服。

黑冰片－11

黑冰片、沙棘、贝齿炭各15g，船盔乌头、止泻子、拳参、玫瑰花、川木通、熊胆、胡黄连各5g，硼砂（制）10g。共研细粉。治疗腑痞、子宫痞等。

三份丸

白硇砂、光明盐、紫硇砂、哲娘匝瓦（音译）、卤盐、兴匝瓦（音译）、道瓦（音译）、灰盐（人工制）各2.5g，荜拨、姜、胡椒、诃子、川楝子、栀子各5g。共研细粉，水泛为丸。治疗胃脘痞、子宫痞、血痞等。

泻痞剂

诃子、毛茛、铁线莲、石龙芮各5g，巴豆（制）、藜芦（制）、干漆各15g，光明盐10g。共研细粉，水泛为丸。结合体质状况给七粒、九粒、十一粒，可根除痞病残留。

十七、治疗浮肿、水肿方

芜荽子－8

前述清浊五味上加大托叶云实5g，信筒子10g，芜荽子10g，即为芜荽子－8。祛除肿胀及浮肿。

铁屑－10

诃子、栀子、辣椒、姜、荜拨、胡椒各5g，川楝子、拳参、信筒子各10g，铁屑（制）50g。共研细粉。祛除肿胀。

船盔乌头－5汤

船盔乌头、松节、信筒子、胡椒各5g，止泻子10g。共研细粉，水煮

服用。治浮肿。

善良－14

肉豆蔻、石膏、丁香、红花、草果、白豆蔻各10g，石榴、贝齿炭、天灵盖炭、姜、荜拨、胡椒（后三味制炭）、五灵脂、苘麻子各5g。共研细粉，白糖水送服。祛除热性浮肿。

莱菔－11

草乌（制）、酸模、碱（制）、秦艽花、五灵脂、瑞香狼毒（制）各5g，紫草、枇杷叶、姜、白茅根各10g，莱菔50g。共研细粉。涂患处之后，日光照射。治水肿、痛风、类风湿、风湿、白痹、半身不遂、抽缩、僵直。

鼠曲草泻剂

长嘴诃子5g，藜芦、干漆、土木香各10g，鼠曲草15g。祛除浮肿、水肿等。

栀子－6汤

甘草、栀子各15g，芫荽子5g，宽苞棘豆10g，野凤仙花、冬葵果各15g。共研细粉，水煮内服。可将热性水肿转变成寒性水肿，以利治疗。

文冠木－4汤

诃子、栀子各5g，川楝子15g，文冠木25g。共研细粉，水煮内服。燥敛黄水，消水肿。

宝勒满－7

红花15g，香青兰、绿绒蒿、栀子各10g，木鳖子、麦冬、瞿麦各5g。共研细粉内服，消水肿。

此方再加荜拨、沉香、秦艽花、止泻子、木香各5g，照山白5g，冬葵果25g，芫荽子10g。共研细粉，内服。为祛除皮肉间隙之水肿的首选药。

石榴-6

石榴、红花、肉桂、白豆蔻、荜拨各5g, 冬葵果15g。共研细粉, 内服。可祛除水肿。

中平安剂

石膏、红花、葡萄干、甘草各5g, 丁香、绿绒蒿各10g, 石榴25g, 肉桂、荜拨各15g。共研细粉, 内服。能祛除水肿。

冬葵果-16

不丹黄芪15g, 香青兰15g, 塔黄、水柏枝各25g, 姜25g, 荜拨、胡椒各10g, 诃子5g, 川楝子、栀子、冰片、白云香各15g, 辣椒、信筒子各10g, 铁屑(制)25g, 冬葵果50g。共研细粉, 内服。治疗寒性水肿最佳。

石榴逐水剂

上述中平安剂加蒺藜、冬葵果各10g, 海金沙、螃蟹各15g。共研细粉, 内服。善于执掌胃本, 祛水肿。

红花-12

前述清浊五味上加野凤仙花、蜗牛壳(制)、芫荽子、蒺藜、白硇砂各10g, 海金沙、螃蟹各5g。共研细粉。平衡寒、热水肿。

塔黄-25

塔黄50g, 不丹黄芪25g, 香青兰15g, 宽苞棘豆10g, 绿绒蒿15g, 栀子15g, 野凤仙花10g, 冬葵果、红花、螃蟹、芫荽子、荜拨各10g, 大托叶云实、白豆蔻、石膏各5g, 甘草5g, 海金沙、蜗牛壳(制)、铁屑(制)、北沙参、茅膏菜花、齿缘草各15g, 杜仲10g, 蒺藜5g, 石榴15g。共研细粉, 内服。治疗寒性、热性相讧等各种水肿。

十八、治疗颈项疮方

杜仲 – 2汤

杜仲、蓝刺头各25g。共研细粉，水煮内服。

荣汤

胡黄连、香附各10g，文冠木20g，杜仲、甘草各15g。共研细粉，水煮内服。以上二汤可促进伤口愈合。

全效石剂

炉甘石、白石脂、金矿石（三个均制），木贼、地锦草、翠雀花、花苜蓿、代赭石（制）、铁矿石（制）、寒水石（制）、银矿石（制）、石棉（制）、蓝闪石（制）、磁石（制）、龙骨、硝石（制）各5g，人胆（用熊胆代替）、熊胆、栀子、酸模、独一味、石决明（制）、海螺（制）、硼砂（制）各10g，银朱15g，蓝刺头25g，红花15g。共研细粉，用白酒送服。为治疗肌肉、皮肤、脉道、骨、腱、筋、脑等的疾患及头、颈、关节、胸部等处疮疡的首选药。

敛疮剂

狼毒（制）、丹参、木香各5g，檀香、红花各10g，石膏15g，熊胆、轻粉各2.5g。共研细粉。置入疮口可敛疮。

疗疮剂

红花、硼砂（制）、地锦草各10g，石膏、白石脂（制）各25g，硬毛棘豆25g，银朱15g，熊胆5g。共研细粉。涂撒疮面，治疗各种疮。

十九、治疗白痹方

乌兰 – 13

土木香、苦参、珍珠杆、诃子、川楝子、栀子、茜草、枇杷叶各5g，紫草茸10g，橡子25g，山柰、紫草各2.5g，五台花5g。共研细粉，水煮内服。治疗未成熟热、成熟热及赫依血相讧病。

润僵－5汤

诃子、川楝子各15g，栀子、苦参各25g，肋柱花10g。共研细粉，水煮内服。祛除陈旧热、讧热，分辨血之清浊，收敛并震慑侵溺黑脉之病。

珍宝丸

石膏5g，红花7g，丁香2.5g，肉豆蔻15g，白豆蔻20g，草果3g，檀香6g，紫檀香6g，沉香6g，牛黄15g，麝香6g，珍珠（制）或石决明（制）50g，犀牛角（制）5g，诃子17g，川楝子7g，栀子15g，香旱芹、黑种草籽、荜拨、肉桂、冬葵果、白云香、决明子、苘麻子各7g，木香、土木香各6g，甘草8g，地锦草10g，海金沙8g，螃蟹7g。共研细粉，水泛为丸。中午及夜晚时分用水煮雷铁汤送服。治疗黑白痹、脉道热、痛风及类风湿、风湿、曜病、黄水病，以及僵直、抽缩、搐搦、伤热、讧热、半身不遂等疾患。

文冠木－25

文冠木、诃子、川楝子、栀子、铁屑（制）、玉竹、黄精、天门冬、紫茉莉、蒺藜、白云香、决明子、苘麻子、苦参、荜拨、黄柏皮、草乌、麝香、木香、菖蒲、犀角、石决明、多叶棘豆、秦艽花、山刺玫果。（原文未写剂量）共研细粉，水泛为丸。祛除抽缩、跛足、半身不遂、脉伤、白痹、黑斑巴木、风湿、黄水病。

二十、治疗黏腺结病方

嘎日迪－7

嘎日迪－5加文冠木、青金石（制）各5g，之后即为嘎日迪－7。可祛除黏腺结病。

二十一、治疗黏丹毒病方

巴特日 - 11

牛黄、红花、甘草各5g, 漏芦花、茜草、紫草茸各10g, 胡黄连、瞿麦、文冠木、栀子各15g, 草乌芽25g。共研细粉, 水泛为丸。此为治疗丹毒病之要药。

二十二、治疗黏炭疽病方

凉水金丹

白云香（除油）15g, 黑云香10g, 沉香、丁香、木香、巴豆（制）、冰片、五灵脂各10g, 草果、朱砂各15g, 轻粉2.5g。共研细粉。合水煮红枣（去皮、核）泥, 制成小豆粒大小丸, 金粉挂衣。视体质及病情取适宜量, 用井水送服。治疗蛾喉、脑刺痛、血上扬、牙病。服药一刻之后给饮凉水, 之后腹泻或出汗。

汉译者: 在治疗炭疽病的方剂中还有用梅花点舌丹、飞龙奇命丹、锁心丹等几个中药制剂, 在这里就省略了。如需要请从中药方剂中查找。

二十三、治疗黏疫黄疸病方

苦参 - 7汤

苦参53.5g, 土木香5g, 诃子、栀子、川楝子各4.5g, 胡黄连25g, 肋柱花40g。共研细粉, 水煮服用。此为热病的促熟、收敛、震慑同步进行的发汗剂。

冰片 - 23

冰片、黑冰片、漏芦花、草乌、草乌芽各25g, 金腰子、沉香、天灵盖炭、旋覆花、石膏、红花、丁香、船盔乌头、肋柱花、瞿麦、胡黄连、蓝刺头、黑云香、诃子各15g，龙骨、石榴、白豆蔻各5g，麝香2.5g。共研细粉，水泛为丸。祛除三种黑黏聚合病、赫依相搏，治疗全身各部合并黏之热病。

二十四、治疗时疫病方

调元－10

诃子25g，川楝子7.5g，白云香7.5g，栀子5g，苦参50g，文冠木52.5g，香青兰25g，肋柱花5g，没药45g，黑云香100g。共研细粉，水煮内服，一日三次，三日后多饮开水。治疗风湿扩散，新旧黄水病。并在实施中收敛、震慑同步进行。

额日赫木－8

石膏、红花、瞿麦、肋柱花、檀香、牛黄、胡黄连、麦冬各25g。若热性太过加冰片25g，咳嗽频繁加甘草、茵陈各25g，痰不易咯出等加沙棘、木香各25g，痰红色时加熊胆、银朱各25g，咳黄痰时加熊胆、木鳖子各25g，痰如烟汁时加冰片、麝香各25g，痰为灰白泡沫时加肉豆蔻、沉香、大蒜各25g，刺痛加黑云香、麝香各25g，疫症加齿缘草、木鳖子、角茴香、拳参、诃子各25g。共研细粉内服。祛除新旧热。

安抚希拉大剂

檀香、牛黄、石膏、硬毛棘豆、麦冬、草乌芽各15g，红花、黑云香、木棉花蕊、草乌各10g，五灵脂、藁本、狼毒（制）各5g，麝香2.5g。共研细粉，水泛为丸。

清除希拉小剂

从前方中减去草乌、硬毛棘豆、藁本、狼毒，加肉豆蔻5g，苦参15g，珍珠杆、诃子各10g，土木香5g。共研细粉，以散剂或水丸应用。

此二方为治疗已熟、未熟之疫热及早期的兴盛热等的方剂。

漏芦花 - 12

漏芦花、硬毛棘豆、角茴香、草乌叶、牛黄、五灵脂、黑云香各10g, 麦冬5g, 石膏、红花各15g, 檀香15g, 麝香2.5g。共研细粉, 水泛为丸。此方为震慑黏疫热之要药。

胜阎罗剂

藁本35g, 草乌 (制)、草乌芽、草乌叶、黑冰片各17.5g, 铁杆蒿膏、山豆根、肋柱花、檀香、石膏、拳参、齿缘草、五灵脂、角茴香、麦冬、野兔心、旋覆花、蓝刺头、细辛、木鳖子各8.5g, 牛黄10g, 红花1.5g, 麝香1.5g, 黑云香1.5g, 沉香3g, 菖蒲3.5g, 硫黄 (制) 2g, 丁香3.5g, 瑞香狼毒花、漏芦花、毛连菜各5g, 硬毛棘豆8.5g。共研细粉, 水泛为丸。用苦参汤或白开水送服。祛除黏、热、赫依相搏等诸黏病。应根据疾病所在部位调整引子。

冰片 - 25

冰片5g, 石膏10g, 红花4.5g, 丁香4g, 白豆蔻6g, 肉豆蔻6.5g, 草果、檀香各6.5g, 紫檀香6g, 绿绒蒿5.5g, 木棉花蕊10g, 木香5g, 香旱芹6g, 川木通5g, 木棉花瓣11.5g, 肉桂9g, 卷柏6.5g, 射干6.5g, 缬草8g, 红石花9g, 花苜蓿5g, 胡椒5g, 诃子、川练子、栀子各5g。若寒热加重则加姜5g, 荜拨5g, 冰糖150g, 共研细粉。内服可清除脏、腑、皮肤、肌肉、脉道、骨等的伤热、疫热、毒热、痛风及类风湿、风湿、丹毒、胸背疮、脓、流黄水等体内诸热。尤其是治疗陈旧热极佳。

沉香 - 19

土木香、诃子、川楝子、栀子、广酸枣、肉豆蔻各5g, 苦参、沉香、丁香、胡黄连、木棉花蕊、木香各10g, 珍珠杆15g, 旋覆花、毛连菜各15g, 山奈20g, 马钱子 (制) 25g, 降香10g, 小茴香2.5g。共研细粉。祛除赫依血相搏热、哮喘、山川间赫依热、惊悸怔忡等。

二十五、治疗天花方

黄枣－5汤

黄枣50g, 苦参、甘草各15g, 杏仁10g, 绿豆25g。共研细粉, 水煮服汤。促使天花成熟疹出。

苦参－14汤

苦参、胡椒树、栀子、瞿麦、紫菀花、黑冰片各10g, 诃子、川楝子、肋柱花、茜草、枇杷叶、紫草茸、葶苈子各15g, 黑云香15g。共研细粉, 水煮服汤。使天花表出。

石膏－17

石膏、红花、白石脂(制)、代赭石(制)、炉甘石(制)、寒水石(制)、肉豆蔻、丁香、草果、草乌芽各5g, 黑云香、诃子各10g, 水银(制)15g, 白豆蔻、麝香各2.5g, 拳参10g, 银朱5g。共研细粉。对白、黑天花的表出、收敛、震慑同时进行。

机密－16

瑞香狼毒、花椒树、茜草、银朱、白石脂(制)、代赭石(制)、炉甘石(制)、寒水石(制)各5g, 多叶棘豆、硼砂(制)各10g, 山羊血、水银(制)、草乌芽各25g, 黑云香15g, 麝香2.5g, 天灵盖(制)15g, 天花痂(原文未写用量)。共研细粉。服时加杏花15g。内服时除体力极度衰竭外, 不会有天花疹表不出而致死者。(注: 方名16味药, 实际17味药, 为尊重原著, 保留原貌)

二十六、治疗麻疹方

川木通－4汤

栀子15g, 胡黄连10g, 瞿麦、川木通各5g。共研细粉, 水煮服汤。

治疗麻疹。

黑云香－4汤

诃子、川楝子、栀子、黑云香等量。共研细粉,水煮服汤。解热。

巴特日－7

嘎日迪－5加牛黄5g、黑云香10g后称巴特日－7。其上加硬毛棘豆、胡黄连各10g,秦艽花5g,漏芦花15g,水银(热制)15g,硫黄10g后称巴特日－13。共研细粉,水泛为丸。治疗麻疹引发的体力丧失,咽喉闭结,咳嗽,肠刺痛等。

二十七、治疗感冒方

额尔敦－7汤

诃子、川楝子各5g,土木香、山柰各10g,栀子、珍珠杆各15g,苦参20g。共研细粉,水煮内服。治疗疫性感冒,使新旧相讧热成熟,且震慑、收敛、分清同步进行。

巴特日－14

草乌芽、石膏、五灵脂各15g,牛黄、贝母花、葶苈子或青蒿籽、麦冬、硬毛棘豆、漏芦花各10g,黑云香、红花、块根糙苏、檀香各5g,麝香2.5g。共研细粉。治疗疫性感冒极佳。

此方加味,病在肺脏加沙棘15g,木香、北沙参、茵陈各15g;病在咽喉加丁香25g;头部病加拳参10g,藁本20g;亚玛病加东莨菪、信筒子各25g。

呼吸宝

白花龙胆、沉香各12.5g,广酸枣、肉豆蔻各15g,檀香12.5g,石膏22.5g,北沙参、木香、诃子、川楝子、栀子各17.5g,苦参20g,硬毛棘豆25g,瞿麦、荜拨各20g,丁香、红花各10g,香附、石榴、螃蟹、拳参各30g, 肉桂15g, 白葡萄干25g, 冬青叶50g, 白豆蔻45g。共研细粉, 内服。治疗巴达干、赫依与血相搏及音暗、持续咳嗽等肺脏八种病。

清肺 - 13

诃子10g, 川楝子、栀子各5g, 土木香、木香各10g, 石膏、北沙参、胡黄连各15g, 拳参、茜草、紫草茸、枇杷叶或紫草各25g。共研细粉, 内服。治疗伤热、讧热引起的新旧咳嗽、感冒咳嗽。

二十八、治疗心脏病方

檀香 - 3汤

紫檀香、肉豆蔻各25g, 广酸枣15g。共研细粉, 水煮服汤。治疗心脏病。

阿敏·额日敦（命宝）

沉香10g, 檀香、石膏、白云香各5g, 木棉花蕊、野兔心各7g, 丁香2.5g, 草乌芽、诃子、北沙参、牛黄、胡黄连、马钱子（制）、黑云香、肉豆蔻、旋覆花、拳参、木香各5g。共研细粉, 内服时加白糖或用白糖水送服。治疗黏、热、赫依相搏及山川间热、未成熟热、空虚热、巴达干希拉内讧病、刺痛类。根除赫依热, 尤其是赫依存命脉致癫狂及白痹、赫依病等诸病。

静心剂

沉香25g, 丁香、广酸枣、草乌（制）、诃子、石膏各15g, 肉豆蔻、木香、白云香各20g, 文冠木20g, 瞿麦10g, 寒水石（制）17.5g, 野牦牛心或野兔心25g, 大肉（用野兔心代替）25g, 木棉花蕊20g, 阿魏10g。共研细粉, 水泛为丸。治疗心内讧、心及其前后刺痛、癫痫、谵妄等心脏之热性、寒性诸病。

二十九、治疗肝脏病方

肝汤

诃子、川楝子、栀子、瞿麦、红花各25g，五灵脂45g，川木通30g，熊胆15g。共研细粉，铁器内水煮内服。治疗各种肝病。

红花－17

红花25g，石膏、牛黄、绿绒蒿、瞿麦、川木通各30g，香青兰15g，五灵脂40g，土木香25g，胡黄连30g，诃子、川楝子、栀子、炉甘石、银朱、肋柱花、檀香各15g。共研细粉，开水送服。清除肝脏十三种热性病。

红花－7

红花25g，石膏、诃子、麻黄各15g，绿绒蒿、川楝子、肋柱花各10g。共研细粉内服，治疗新旧肝病、伤肝、血盛及眼黄等疾病。

牛黄－9

牛黄25g，绿绒蒿、川木通、肋柱花、木香、木鳖子各10g，红花15g，五灵脂、瞿麦各15g。共研细粉，服用时加白糖或用白糖水送服。治疗肝热、肝宝日、肝血盛等病。

石榴（肝）－8

石榴、肉桂、荜拨、白豆蔻各20g，红花40g，五灵脂15g，冬青叶25g，香青兰15g。共研细粉内服。治疗寒赫依性肝病。

三十、治疗肺病方

北沙参－7汤

诃子、栀子、茜草、紫草茸各25g，紫草25g，川楝子15g，北沙参150g。共研细粉，水煮内服。祛除八种肺病。

石膏 - 25

石膏50g, 红花、牛黄、甘草、葡萄、北沙参、沙棘、木香、拳参、远志、香旱芹各25g, 丁香、白豆蔻、草果、茵陈、川木通、紫草茸、青蒿各15g, 肉豆蔻、诃子、川楝子、栀子各10g, 胡黄连5g, 檀香、紫檀香各15g。共研细粉。祛除热性肺病。

茜草、紫草茸、枇杷叶 - 3汤, 经牛奶浸泡后水煮内服, 治疗肺热极为有效。

狐肺 - 25

额日赫木 - 8与额日敦 - 7汤二者等量加上拳参、沙棘、葡萄、甘草、银朱各25g, 白花龙胆、远志、茵陈、狐肺(制)各15g, 香旱芹、草乌叶各10g。共研细粉内服。治疗气喘、无法平卧、鼻腔堵塞、频繁咳嗽等热性肺病。(注: 方名25味药, 实际26味药, 为尊重原著, 保留原貌)

葡萄 - 7

白葡萄干15g, 石膏12.5g, 红花9g, 甘草9g, 香附10g, 肉桂5.5g, 石榴11g。共研细粉, 服用时加白糖或用白糖水送服。治疗气喘肺热、喘息等。必要时以查干 - 4汤送服。

沙棘 - 5

木香2.5g, 甘草、栀子、荜拨各2.5g, 沙棘10g。共研细粉。用白糖水送服。祛痰并治疗肺脓。

铜灰 - 43

冰片 - 25加上赤铜灰25g, 紫草茸、茜草各5g, 紫草20g, 沙棘25g, 甘草15g, 犀角、地锦草、三棱、枇杷叶、葫芦巴各5g, 远志10g, 拳参、海螺炭、贝齿炭各15g, 莲座蓟籽25g, 漏芦花10g, 北沙参25g。共研细粉, 用牛奶或马奶送服。提汲并燥敛肺脓。治疗肺脉道伤及咯血等八种肺病。

三十一、治疗短刺痛方

止痛汤

土木香、苦参各15g，珍珠杆10g，山奈2.5g，秦艽花50g，胡黄连25g。共研细粉。治疗短刺痛时在燃完一炷香之际，服用5~7次。

震慑剂（加味）

野兔心、草乌各5g，旋覆花、狼毒（制）各15g，酸模10g。若热盛加牛黄10g，苦参2.5g；因赫依致刺痛则加肉豆蔻5g；希拉性刺痛时加肋柱花、止泻子各10g；巴达干性刺痛加硬毛棘豆；脑刺痛加紫菀花、龙骨各15g；肋、胁、膈等处刺痛加独活5g，红花、五灵脂各10g；肾腰部刺痛加白豆蔻10g；关节刺痛加掌参15g，苦参10g；肺心处刺痛加石膏10g，沉香15g，肉豆蔻5g；肝刺痛加红花15g；脾刺痛加木鳖子10g；胃刺痛加泡囊草籽（1997年8月版）（在1975年4月版中为麦壳）15g；小肠刺痛加诃子、木鳖子、叉分蓼各10g，茜草15g；虫导致的刺痛加诃子、东莨菪、独活各5g；咽喉刺痛加木香、青蛙肉各10g，光明盐15g；耳刺痛加诃子10g，木香5g，莱菔15g。共研细粉，水泛为丸内服。此为治疗诸刺痛的要药。

泻黏剂

藁本（制）、硫黄（制）、菖蒲、草乌（制）、黑矾（制）、白矾（制）、姜黄各5g，黑云香、狼毒（制）、藜芦（制）、旋覆花、五灵脂各15g，巴豆（制）25g，腊肠果20g，雄黄（制）10g，干漆（制）25g。共研细粉，水泛为丸。祛除诸黏热及各类刺痛。

三十二、治疗脾病方

祛脾热红花－7

牛黄、石膏、丁香、木鳖子、诃子各5g，红花、荜拨各10g。共研细粉, 内服。祛除脾热。

草果－19

草果、石膏各25g, 瞿麦、肋柱花、诃子、水柏枝、紫草茸、紫草、木香、麦冬、蒺藜子、大托叶云实、栀子、缬草各5g, 红花4.5g, 木棉花蕊10g, 茜草10g, 白豆蔻10g, 五灵脂15g。共研细粉, 开水送服。治疗寒性诸脾病。

冬青叶－9

冬青叶、草果、紫硇砂(制)各15g, 姜、荜拨、胡椒各5g, 白豆蔻、黑种草籽、肉桂各10g。共研细粉。治疗巴达干赫依结合之脾病。

三十三、治疗肾病方

诃子－10

诃子、红花、白豆蔻、刺柏叶各15g, 五灵脂、肋柱花各10g, 刀豆45g, 枇杷叶9.5g, 茜草7.5g, 紫草茸7.5g。共研细粉, 开水送服。祛除肾伤、尿沥、腰部疼痛及热性肾病。

牛黄－12

牛黄、螃蟹、海金沙各10g, 红花15g, 石膏、白豆蔻、大托叶云实、蒲桃子、芒果核、麝香各5g, 蒺藜子10g, 冬葵果25g。共研细粉, 内服。除尽肾热。

加味伸僵汤

川木香50g, 土木香、草果、白豆蔻、高良姜各25g, 苏木100g, 槟榔40g。共研细粉。同茶叶共煮, 扬三百六十次。再加牛奶、黄油服用。治疗肾病、浮肿、肿胀等疾病。

视病情需要加味如下: 赫依加肉豆蔻15g, 石榴15g; 希拉加肋柱花10g, 木鳖子15g, 柿子25g, 冰糖45g; 病在肾加刀豆、蒺藜子、芒果核、蒲桃子、大托叶云实各15g；黄水加白云香、决明子、茼麻子各15g；水肿、浮肿等加海金沙、螃蟹各25g，冬葵果45g，栀子15g。

升阳－11

石榴、白豆蔻、黄精、天门冬、蒺藜、红花各30g，玉竹、荜拨各20g，冬葵果45g，肉桂15g，紫茉莉40g。共研细粉，合蜜为丸。用白酒或开水送服。治疗不消化、痞及肿胀。因肾寒遗精，肾腰膀胱处疼痛不适，寒性腹泻、寒性黄水病、寒性风湿等诸寒证，可提升胃火，强壮体质，延年强体。

白豆蔻－10

白豆蔻25g，姜、荜拨、白硇砂、冬葵果、蒲桃子、大托叶云实各10g，麝香2.5g，螃蟹40g，芒果核5g。其上加肉豆蔻、水獭肉、驴肉各10g。共研细粉，制成水丸或蜜丸内服。治疗胃赫依、肾寒及结石、癃闭等症。

土茯苓－5汤

土茯苓52.5g，红花25g，茉莉花25g，绿豆25g，甘草10g，当归45g，金银花52.5g。共研细粉，与红茶同煮服用。善于治疗肾病、疮类疾患。（注：方名5味药，实际7味药，为尊重原著，保留原貌）

肾－7汤

芒果核、蒲桃子、大托叶云实、苦参各10g，茜草15g，紫草25g，枇杷叶15g。共研细粉内服。清除肾脏诸病。

肾脉－7汤

拳参、肋柱花各10g，瞿麦15g，栀子、紫草、茜草各25g，枇杷叶40g。共研细粉，水煮内服。治疗肾脉分离效果极佳。

三十四、治疗苏日亚病方

檀香 - 8

红花、牛黄、石膏、甘草、土木香各10g，白葡萄干15g，茵陈15g，檀香25g。共研细粉，内服。祛除肺热。

诃子 - 17

诃子（肾）- 10上加草乌（制）20g，白云香、决明子、茼麻子各15g，木香10g，熊胆5g，石决明（制）20g。共研细粉，水泛为丸。治疗血寒降至肾，睾丸肿大、腿麻、遗精、痛风及类风湿、风湿、巴木病、黄水、白癜等行动不便诸病。

缬草、香附、小茴香、羊角（制）、绵羊脂，用麻油搅和，涂敷疮处。

三十五、治疗胃病方

五灵脂 - 9

五灵脂16.5g，麝香2.5g，红花30g，白豆蔻4.5g，熊胆6.5g，麦冬5g，香青兰5g，诃子10g，拳参7g，白糖为上述量之合。共研细粉配制。治疗血、希拉引起的热性腹泻。

绿绒蒿 - 7

牛黄15g，五灵脂25g，石膏10g，红花10g，麦冬25g，苦参15g，绿绒蒿25g。共研细粉，内服。祛除血希拉所致热性胃病。

祛腑热剂

止泻子12.5g，麦冬14g，拳参15g，川木通9.5g，石膏7.5g，红花17.5g，牛黄10g，五灵脂25g，麝香2g，黑云香10.5g，黑冰片6.5g，草乌芽10g，木鳖子9.5g，荜拨10g，光明盐2.5g。共研细粉，水泛为丸。祛除小肠、大肠热及黏热，止热性腹泻。

寒水石－15

寒水石（制）100g，盐100g（密闭煅制），铁线莲、照山白各50g（共同密闭煅烧），肉豆蔻、芫荽子、干姜、荜拨、胡椒、麦冬、莱菔、白硇砂、紫硇砂、土木香各2.5g，火硝5g。共研细粉，早晚开水送服。治疗小肠宿疾腹泻，不消化症，空腹胃痛，反胃，以及铁垢巴达干、毒犯胃、肝病、积水、腹胀肠鸣、胃痼疾等。此为月光绍高大夫秘诀。

三十六、治疗胃痧方

黑冰片－4汤

黑冰片10g，五灵脂、马蔺子各15g，铁杆蒿25g。共研细粉，水煮内服。抑制痧病。

解黏痧剂

嘎日迪－5加步行虫一个，去皮紫铆25g，天仙子（制）15g，黑冰片10g，信筒子15g，铁杆蒿25g。共研细粉，水泛为丸。祛除黏痧病。

三十七、治疗小肠病方

止泻子－4汤

麦冬25g，拳参35g，川木通35g，止泻子40g。共研细粉，水煮内服。治疗肠鸣等小肠病。

分叉蓼－6

前方加木瓜、分叉蓼各10g配制。祛除小肠赫依性腹泻。

泻秽剂

长嘴诃子10个，胡椒500粒，巴豆（制）50粒。共研细粉，水泛为丸。清除污秽等小肠疾病。

三十八、治疗肠刺痛方

五灵脂 - 13

嘎日迪 - 5 加五灵脂25g, 黑云香10g, 麦冬15g, 熊胆25g, 香青兰15g, 拳参20g, 白豆蔻、黑冰片各5g。共研细粉, 水泛为丸。祛除腑之血希拉热、黏虫、反胃、小肠刺痛。

三十九、治疗痧病方

六味安消散

土木香 5g, 姜10g, 诃子5g, 大黄15g, 寒水石(制)25g, 碱花(制)10g, 共研细粉, 内服。治疗新旧不消化症、毒内讧、痧病、下行赫依反上、胎盘滞留等。

木香 - 11

木香10g, 栀子、石榴、瞿麦各5g, 白豆蔻、荜拨各3.5g, 东莨菪、信筒子、诃子、马蔺子各5g, 牛黄25g。共研细粉。震慑并清除痧病。

光明盐 - 3

阿魏15g, 白硇砂、光明盐各10g 。共研细粉。用时再加火硝(制)内服。祛除虫痧。

四十、治疗大肠病方

石榴(大肠) - 13

石榴、白豆蔻各15g, 荜拨、红花、诃子各10g, 胡椒、肉桂、香旱芹、黑种草籽、光明盐各5g, 紫硇砂25g, 草果10g, 红糖适量。共研细粉, 内服。祛除腹胀肠鸣、大肠赫依。

四十一、治疗膀胱病方

白硇砂 - 14

白硇砂25g, 螃蟹10g, 紫硇砂25g, 白豆蔻15g, 冬葵果、天门冬、蒺藜、白茅根各25g, 射干、白葡萄干、栀子各10g, 五灵脂15g, 麝香25g, 侧柏子15g。共研细粉, 水煮蒺藜汤送服。可祛除膀胱诸病。

四十二、治疗癃闭方

盐剂

哲娘匝瓦(音译)、芒硝、鼠匝瓦(音译)、角盐(人工制)各5g, 海金沙25g, 螃蟹20g, 芒果核、蒲桃子、大托叶云实、姜、荜拨、胡椒各10g, 麝香5g, 白豆蔻15g, 白云香5g, 冬葵果25g, 蜗牛壳(制)10g。共研细粉, 白酒加白糖送服。祛除癃闭, 破结石。

四十三、治疗尿沥病方

姜黄 - 4 汤

姜黄25g, 黄柏皮15g, 栀子20g, 蒺藜25g。共研细粉, 水煮服汤。祛除尿淋漓不尽。

诃子 - 21

诃子(肾) - 10加掌参5g, 姜黄15g, 熊胆、硼砂(制)、地绵草各5g, 蒺藜35g, 栀子10g, 豌豆花、海金沙、瞿麦各5g, 牛黄10g, 黄柏皮15g。共研细粉, 内服。祛除肝血下(降)漏、赫依、希拉、巴达干引起的遗精及尿沥。(注: 方名21味药, 实际22味药, 为尊重原著, 保留原貌)

三子 - 17

诃子、川楝子、栀子各5g(汉译者: 以上三味蒙医学统称为"三子"），玉竹、黄精、天门冬、紫茉莉各15g，蒺藜20g，白豆蔻10g，炉甘石10g，青蛙肉10g，藏红花5g，熊胆2.5g，紫草5g，紫草茸5g，石榴15g，姜黄25g，黄柏皮15g。共研细粉，内服。可治疗遗精、尿沥等。（注：方名17味药，实际18味药，为尊重原著，保留原貌）

四十四、治疗遗精方

萨丽·嘎日迪

嘎日迪－5加冬葵果、石决明、黑云香、白豆蔻各25g，蜀葵花、紫草茸、熊胆、刀豆各10g，红花15g，紫草15g，香墨、银朱各20g。共研细粉，水泛为丸。治疗寒性、热性肾病，各种遗精，虫疹症及黏症。

黄柏皮－8

黄柏皮10g，荜拨5g，甘草10g，麝香2.5g，红花15g，熊胆5g，黑云香15g，香墨25g，共研细粉，内服。治疗热性遗精。

密－10

藏红花、熊胆、草乌芽各5g，黑云香、用刀宰杀的牛脑各15g，白豆蔻、刀豆各10g，麝香2.5g，掌参25g，三岁绵羊粪（制）25g。共研细粉，内服。可束结脉口、祛黏、益精等。

日月止遗剂

肋柱花5g，瞿麦35g，胡黄连10g，石榴、白豆蔻各5g，紫檀香20g，红花15g，熊胆5g，姜黄5g，共研细粉，用紫草茸－3汤送服。治疗（女人）赤白带下及（男人）遗精。

青叶丸

青砖茶25g，紫槟榔15g，煤（制）10g，漏芦花根5g，白豆蔻9.5g，荜拨5g。共研细粉，合蜜为丸，开水送服。不超三次即可治好热性、寒性遗精。

四十五、治疗男性外阴病方

八宝散

珍珠（制）5g，麝香2.5g，龙骨5g，轻粉、红粉各10g，儿茶5g，象皮5g，朱砂5g。共研细粉，涂撒患处。可祛除男性阴部疾病。

珍珠散

珍珠或石决明灰5g，朱砂5g，轻粉5g，红粉5g，黄丹5g，冰片5g，白矾灰5g，水银（制）5g。共研细粉，干粉涂撒患处。治疗诸疮类。

四十六、治疗女性阴部病方

枇杷叶 - 2 汤

姜黄、枇杷叶各25g。共研细粉，水煮服汤。治疗妇女红白黄带下。

五根 - 17

玉竹、黄精、天门冬、紫茉莉、蒺藜各5g，紫草、茜草、枇杷叶各5g，豌豆花、熊胆、肉豆蔻、光明盐、山奈各10g，松节、银朱各5g，荜拨、瞿麦各5g。共研细粉，内服。祛除赫依引发的子宫疾患、月经过多等妇女诸病。

四十七、治疗寒疮方

肉桂 - 5 汤

肉桂5g，姜黄10g，当归10g，花椒15g，甘草15g。共研细粉，用水煮汤外洗患处并敷之。止痛、消肿。

百草霜 - 8

文冠木、轻粉、铅（制）、甘草各15g，诃子、朱砂各5g，大黄、百草霜各15g。共研细粉，内服。祛除普通疮，尤其是寒疮。

黑火药剂

尤涎香25g，黑火药25g。共研细粉。用时加入白酒点燃，火将熄灭时搅和着涂于患处。治疗疮肿、各类黄水疮及湿疹等。

四十八、治疗接触毒方

水银 - 14

水银（制）25g，硫黄、草乌（制）、黑云香、硬毛棘豆、石膏、红花各15g，阿魏、菖蒲各10g，麝香、白豆蔻、肉豆蔻、草果各5g，丁香15g。共研细粉，水泛为丸。治疗黏及黄水、毒病、性病等。

密 - 14

冰片、肉豆蔻、草果、荜拨、白芝麻、珍珠杆各5g，白豆蔻、石膏、黑芝麻、牛黄各10g，胆矾、银朱各15g，丁香10g，蛇床子5g。共研细粉。此为熏吸药。每日三次，每次量约七个烟袋锅，点燃后如吸烟般吸入，也可熏鼻吸入，共用七天。

星火剂

水银（制）、硫黄（制）、雄黄（制）、火硝（制）、扑粉、朱砂各5g。共研细粉。把青布用红茶汁浸透，取出，之后将药粉撒在布上阴干。使用时将此布卷成灯芯状，插入适宜器具中点燃，烤患处，一日三次，共用九次。可治疗接触毒。

馅饼剂（从略）

解毒汤

土茯苓40g，俄罗斯土茯苓25g，五台花15g，诃子10g，拳参10g，胡黄连5g，甘草10g，黑云香15g，文冠木25g，杜鹃花25g，绿豆25g，红花15g，北沙参15g。共研细粉，水煮服汤。祛除毒病，疗疮，治疗药物毒过量时既可漱口又可内服。

四十九、治疗痔疮方

辣椒-6

诃子、信筒子、铁线莲、山柰、止泻子、辣椒各15g。共研细粉,用嗜酸奶汁送服。除尽痔疮。

橡子-5

诃子、辣椒、信筒子、止泻子各15g,橡子20g。共研细粉,内服。除痔疮。

痔疮熏药

血余炭5g,鼠皮1张,橡子5g。共研细粉,用油搅拌熏鼻及肛门。(汉译者:1975年蒙古文版中还有用蛇皮5g)。

五十、治疗便秘方

除秽汤

长嘴诃子、大黄、碱花各25g。共研细粉,用乳清煮或水煮内服。可软便。

蛇肉-6

角蒿籽、角蒿花、莱菔各15g,肉桂5g,海螺炭15g,蛇肉17.5g。共研细粉,内服。可润肠通便。

白硇砂-9

草乌(制)15g,白硇砂25g,刺柏叶15g,贯众10g,缬草5g,红花5g,麝香2.5g,牛黄、熊胆各5g。共研细粉,水泛为丸,银朱挂衣内服。收敛未成熟及扩散的疾病,疏通脉道,治疗癃闭及便秘。

五十一、治疗腹泻病方

石榴（止泻）－8

石榴25g, 姜、荜拨、红花各5g, 胡椒、肉豆蔻、肉桂各10g, 石龙芮25g。共研细粉, 内服。止寒性腹泻。再加五味子25g称五味子－9。其功效同上。

熊胆－7

熊胆4g, 木鳖子10g, 止泻子、香附、麦冬各15g, 川木通25g, 丹参15g。共研细粉, 内服。治疗大小肠外伤、震伤及血、希拉性腹泻, 赫依寒性腹泻, 以及希拉降至腑引起的泄泻。

木瓜－11

香附、麦冬、川木通、红花、止泻子各15g, 橡子、丹参、木鳖子各10g, 茯苓5g, 五味子15g, 木瓜25g。共研细粉, 内服。治疗小肠热引起的热性腹泻。

鼠曲草－6

鼠曲草、香附、木瓜、橡子、姜、芫荽子各5g。共研细粉, 用红糖水送服。祛除腹泻病。

五十二、治疗黄水病方

党参－18

白云香、苘麻子各35g, 决明子、文冠木、木香、栀子、瞿麦各30g, 党参50g, 草乌（制）、黑云香各25g, 五灵脂5g, 北紫堇5g, 菖蒲10g, 苦参、川楝子各40g, 诃子3g, 掌参3.5g, 麝香2.5g。共研细粉, 水泛为丸, 开水送服。治疗黑黄水病（麻风）疥、牛皮癣、痛风及类风湿、风湿、黑斑巴木、牛眼疮、凹蚀疮、亚玛虫、黄水类诸病。

水银－18

水银（制）50g，硫黄（制）45g，石膏10g，红花、丁香各15g，白豆蔻25g，肉豆蔻35g，草果20g，白云香25g，决明子、茴麻子各35g，草乌（制）50g，菖蒲35g，木香35g，诃子50g，麝香5g，黑云香10g。若热盛加牛黄35g，寒大加荜拨35g。共研细粉，水泛为丸，内服。震慑邪魔，除尽黄水。

风湿－25

石膏、肉豆蔻、红花、丁香、草果、诃子、檀香、紫檀香、牛黄、肋柱花、白花龙胆、漏芦花各5g，白豆蔻、白云香、栀子、木棉花蕊、木棉花萼、瞿麦各10g，决明子、茴麻子、川楝子、杜仲、苦参各15g，驴血25g、麝香25g。共研细粉，水泛为丸。去除黄水、痛风及类风湿、风湿、腿巴木病等。

五十三、治疗皮肤病方

加味嘎日迪－5

嘎日迪－5加水银（制）25g，文冠木25g。内服。祛除皮肤病。

皮肤病涂剂

秦艽花、黄柏皮、盐、诃子、塔黄、五灵脂、枇杷叶、硫黄（制）、雄黄（制）、雌黄（制）各5g，菖蒲、草乌（制）、白云香、决明子、茴麻子、儿茶、白芥子各10g，藜芦（制）、瑞香狼毒（制）、酸模、狼毒（制）、京大戟（制）、姜黄、酒糟、川楝子各15g，麝香2.5g。共研细粉。若热盛，用乳牛尿；若为黄水、巴木肿，用莱菔汤；若为湿疹等皮肤病，用猪脂或陈油分别搅拌后涂于患处。祛除黄水病、皮肤病。

白癜风涂剂

松节5g，木香10g，雄黄（制）5g，硫黄（制）、毛茛、石龙芮、川楝子核、苘麻子各10g, 蛇皮炭5g, 铁线莲10g。共研细粉, 用乳牛尿搅和涂于患处。祛除白癜风。

镇服疮病剂

肉桂10g, 巴豆(制)10g, 白硇砂15g, 斑蝥(制)10g。共研细粉, 和蜂蜜涂患处。祛除疮病及凹蚀等诸多毒疮。

五十四、治疗毒病方

水柏枝－7汤

水柏枝、猪血各15g, 山刺玫果、黄柏皮、五灵脂、瑞香狼毒(制灰)各5g, 紫菀花籽10g。共研细粉, 水煮服汤。祛除毒病。

解毒大剂

石膏、红花、丁香、肉豆蔻、草果、肋柱花、关白附、褐紫乌头、木棉花蕊、木棉花萼、木棉花瓣、木鳖子各5g, 白云香、决明子、苘麻子、紫檀香、瞿麦、麦冬、诃子、木香各10g, 檀香、牛黄、麝香、五灵脂、钩藤、黄芩、紫铆、金腰子、款冬花、石榴各15g, 止泻子25g, 胡黄连5g, 水柏枝、香青兰各15g, 黑种草籽(制)、犀角(制)、栀子、银朱、青金石(制)、珍珠(制)、珊瑚(制)各5g, 川木通10g, 白豆蔻5g, 绿松石(制)5g, 人、马、狗的胎粪各15g。共研细粉, 内服。镇服及祛除转化毒、复合毒、本质毒、实在毒、视觉毒、接触毒、阳光毒、口气毒等诸毒。

迎泻剂

长嘴诃子10g, 白硇砂5g, 塔黄15g, 黄柏皮15g, 荜拨5g。共研细粉, 内服。本剂为应用泻剂前的疏通剂。

泻毒剂

犀角(制)5g, 长嘴诃子10g, 麦冬10g, 大黄15g, 脱毒水银15g, 腊肠果25g, 贯众10g, 麝香2.5g, 藜芦膏25g。共研细粉, 水泛为丸。根据病势及体质状况每次给予十一、十三、十五、十七粒, 用奶酒当引子送服。若泻力不足加巴豆(制)15g。祛除转化毒、本质毒等诸毒。

五十五、治疗转化毒方

冬青叶 - 16

冬青叶15g, 肉桂、白豆蔻、草果各10g, 香旱芹15g, 荜拨、胡椒各5g, 芫荽子、沙棘、甘草各10g, 分叉蓼25g, 麦冬15g, 芒硝40g, 光明盐、紫硇砂各5g, 石榴25g。共研细粉。治疗大肠刺痛、腹胀肠鸣、腹泻等大肠诸病。

牛黄 - 15

牛黄25g, 红花、石膏、硼砂(制)、胡黄连、熊胆、关白附各5g, 丁香、五灵脂各10g, 止泻子、白云香、香旱芹、绿绒蒿各15g, 茼麻子、诃子各15g。共研细粉。祛除转化毒。

五十六、治疗肉毒方

活血 - 4

黄柏皮15g, 马先蒿15g, 白芥子15g, 活红色乳牛的血25g。共研细粉, 内服。清除肉毒浸润脉道。

葶苈子 - 7 汤

葶苈子、沙芥、水柏枝、苦苣薹、红毛大麦、诃子、宽苞棘豆各5g。共研细粉, 水煮内服。祛肉毒。

肉毒泻剂

藜芦(制)10g, 长嘴诃子10g, 巴豆(制)、干漆(制)各15g, 黄柏皮、麦冬、胡黄连、紫草茸、白硇砂各5g, 麝香2.5g, 狼毒(制)25g。共研细粉，用雪水送服。泄泻肉毒。

五十七、治疗动物毒方

黑云香－4

黑云香、酒曲、紫茉莉、香墨各10g。共研细粉，和红色乳牛奶制丸，童便送服。祛除虫毒。

草木樨－6

草木樨、白豆蔻、木香、甘草、胡椒、胡黄连各5g。共研细粉。祛除犬毒、猫毒、虫毒等诸毒。

鼻药－13

草木樨、荆芥、松节、大托叶云实各5g，姜黄、黄柏皮、诃子、川楝子各10g，栀子、姜、荜拨、胡椒各5g，麝香少许。共研细粉，和牛奶塞鼻。祛除蜜蜂毒、蛇毒、蝎子毒、虫毒、蜘蛛毒等诸毒。

牙毒涂抹剂

草木樨、檀香、绿绒蒿、干姜、木鳖子、木香、荜拨、高良姜、卷柏、婆罗子、肉桂、黑云香各5g，麝香2.5g。共研细粉，以童便和之，涂于伤处。祛除牙咬伤毒。

五十八、治疗狂犬毒方

犬毒大剂

石膏、红花、肉豆蔻、丁香、白豆蔻、草果、沉香、广酸枣、黄鼬指甲（制）、天冬、自然铜（制）、贯众、赤石脂（制）、海螺（制成灰）、孔雀羽、麦冬各5g，诃子、牛黄、白云香、黑云香、黄柏皮各10g，五灵脂15g，麝香2.5g。共研细粉，每日中午、半夜时用白酒送服，共七天。镇服狂犬毒。

牛黄–17

牛黄、草果、贯众、诃子、麦冬、丁香各10g，红花、石膏、肉豆蔻、檀香、紫檀香、麝香各5g，白豆蔻、蜗牛壳（制）、草木樨、自然铜（制）各15g，沉香25g。共研细粉，服时加白糖或用白糖水送服。是狂犬毒震慑剂。

犬毒泻剂

斑蝥（制）15g，车前子、白云香、川木通各5g，巴豆（制）、藜芦（制）、狼毒（制）各10g，干漆15g，糯米10g。共研细粉，和蜜为丸。用白酒送服，是泄泻狂犬毒的脉道泻剂。

五十九、治疗妇女病方

三子–17

紫草茸、肉桂各10g，茜草15g，枇杷叶10g，芒果核、蒲桃子、大托叶云实、羚羊角（制）、沙棘、诃子各15g，芒硝5g，甘草10g，紫茉莉25g，苦参、荜拨各5g，赤爬子25g，橡子10g。共研细粉，水煮服汤。治疗妇女血症、痞病凝结病、头痛、下身寒证、膀胱精府刺痛、腰胯处酸痛等妇女诸病。

枸杞子–7

沙棘、木香、山柰、火硝（制）、肉桂、硼砂（制）各25g，枸杞子152.5g。共研细粉，内服。祛除妇女血凝结病。若为聚集成痞则加贝齿炭152.5g，可破痞。

优日勒–13

栀子、苦参、荜拨各5g，木香、香青兰、干姜各10g，瞿麦、白豆蔻、芫荽子、信筒子各15g，绿绒蒿、鸳粪（炒）各25g，贯众10g。共研细粉，内服。治疗血、希拉性胃病、胃宝日病及妇女诸病。

吉祥－18

长嘴诃子、赤爬子、沙棘各25g，土木香、鹿角（制）、小白蒿各10g，木香、五灵脂、山奈、刺柏叶、牛黄、红花各15g，益母草40g，硼砂（制）、丁香、冬虫夏草各5g，熊胆15g，朱砂25g。共研细粉。根据实际病情，若为热盛用白糖水，寒盛用红糖水或蜂蜜水送服。治疗赫依血上扬、身体沉重、易出汗、肿胀、胡言乱语、寒热相搏，以及头和各关节、腰部疼痛等。

贝齿炭－6

沙棘、木香、山奈、火硝（制）各5g，硼砂（制）10g，贝齿炭25g。共研细粉，内服。破女人血凝结病，破血痞及聚集类疾患。

藜芦－14

巴豆（制）15g，藜芦（制）、狼毒（制）、瑞香狼香（制）各10g，姜、荜拨、胡椒各5g，白硇砂25g，蛇肉5g，紫茉莉15g，赤爬子10g，斑蝥（制）15g，滑石10g，芒硝15g。共研细粉，用诃子、川楝子、栀子、大黄汤送服。下泻子宫及阴道疾病。

大黄－3汤

山奈、大黄各25g，荜拨10g。共研细粉，水煮服汤。治疗闭经。

当归－4

当归50g，大黄、血竭、刺柏叶各25g。共研细粉，用白酒或奶酒煮后内服。治疗闭经。

枇杷叶－2汤

姜黄40g，枇杷叶35g。共研细粉，水煮内服。治疗月经不调及过多。

白豆蔻－7

黄精、掌参、天门冬、肉豆蔻、丁香、沉香各25g，白豆蔻150g。共研细粉, 内服。祛除赫依聚集病。

大托叶云实－6

石榴－4加红花10g, 大托叶云实15g。共研细粉。治疗月经过多等赫依所致之妇女病。

卷柏－9

石膏、红花、白豆蔻、绿绒蒿各15g, 川木通、拳参各10g, 白红石花5g, 荜拨5g, 卷柏25g。共研细粉, 加白糖或用白糖水送服。治疗五脏六腑内寒热相搏。治疗巴达干、宝日、希拉、妇女热性虫竖起等热性病。

荆芥－6

荆芥5g, 信筒子10g, 益母草15g, 芥子5g, 玉竹5g, 蓍草10g。共研细粉, 水煮服汤。祛除子宫病和阴道病。

六十、治疗乳房肿方

诃子－3汤

诃子、川楝子各15g, 秦艽花10g。共研细粉, 水煮服汤。治疗乳房肿。

毛连菜－7

牛黄、麝香、熊胆、蝎子（制）各5g, 轻粉15g, 细辛适量, 毛连菜25g。共研细粉, 内服。治疗乳房肿。

六十一、治疗难产方

羚羊角－4

藜芦（制）5g, 耧斗菜10g, 大飞鼠肉5g, 羚羊角（制）适量。与红糖同制或用红糖水送服。可催产。

血余炭－5

男、女头顶发炭各15g, 羚羊角（制）各5g。共研细粉, 白酒送服。

可催产。

白云香-4

白云香5g,丁香25g,麝香2.5g。共研细粉,用十五或初八(农历)猎杀的兔脑搅和制小丸,朱砂挂衣。用水煮女人胸罩汤送服。解难产。(注:方名4味药,实际3味药,为尊重原著,保留原貌)

水银-6

水银(制)5g,硫黄(制)7.5g,诃子15g,草乌(制)5g,狼毒(奶酪、嗜酸奶汁中浸泡)、巴豆(制)20g。共研细粉,水泛为丸。治疗血凝结病、赫依聚集病、难产、胎盘滞留。

蛇蜕-3 汤

蛇蜕5g,木鳖子10g,经产妇血余炭5g。共研细粉,水煮服汤。治疗难产及胎盘滞留。

相思子-4

相思子、白硇砂、扁角羊角(制)、羚羊角(制)各5g。共研细粉。治疗难产及胎盘滞留。

白硇砂-4

白硇砂、螃蟹各5g,碱花、冬葵果各15g。共研细粉,白开水送服。催产,驱逐死胎及胎盘滞留。

藜芦-3

藜芦、白硇砂各5g,鹿角灰10g。共研细粉,白酒送服。解难产。

六十二、治疗胎盘滞留方

雕食管-4

雕食管、白硇砂各5g,东莨菪10g,寒水石5g。共研细粉,红糖调和内服。治疗剥脱滞留胎盘。

离断丸

水洗牛黄100g, 大黄、三七、白云香（去油）、雌黄（水清洗）各10g, 雄黄（制）50g, 阿魏50g, 冰片125g, 血竭100g, 没药（去油）100g, 儿茶100g, 公盘羊血或羚羊血25g, 天竺黄100g, 麝香2.5g。共研细粉, 用雪水调和制粒, 童便或奶酒送服。治疗跌打损伤、骨折断筋、吐血及刀伤、皮裂肿胀等。用奶酒浸泡外敷。妇女产后晕厥时用白酒, 催产及驱逐死胎用白酒、童便各半送服。乳房肿内服又外敷。又可治疗婴幼儿咳嗽及气喘。对蝎子毒、蛇毒、蜈蚣毒、蜥蜴毒等, 用白酒调和外敷。服药后忌油及水果三宿。

三黄保芦丸

雌黄（水飞）200g, 雄黄（制）100g, 血竭150g, 水银（制）15g, 琥珀10g, 红芽大戟（制）150g, 天竺黄（水煮）150g, 白云香、麝香各15g, 儿茶100g, 当归65g, 刘寄奴100g, 官粉15g, 芒硝50g。共研细粉, 将蜂蜡1200g熔化与药粉搅和制丸, 用白酒和奶酒送服。治疗皮肤、脏腑、骨伤及失血。箭镞、弹头等滞留体内时, 用白酒送服。

六十三、治疗小儿病方

加味三臣

红花、石膏、牛黄各15g, 加掌参、麦冬各5g。频繁咳嗽加甘草、北沙参各5g, 疫内订时加胡黄连、檀香各5g。共研细粉。治疗儿童疾病。

全解脱剂

红花、石膏、牛黄、檀香各10g, 紫檀香、掌参各5g, 木香、甘草、北沙参各5g。共研细粉。祛肺热性诸病。

六十四、治疗咽哑病方

丁香－6

丁香、石膏、甘草、白花龙胆各10g，木香、诃子各5g。共研细粉，加白糖配制，用童便送服。祛除肺病，咽喉部热，音喑。其上加黄柏皮5g，葶苈子10g，青蒿、茵陈、北沙参各5g。共研细粉内服。治疗肺热咳嗽，音喑。

三子－6

诃子10g，川楝子5g，栀子15g，青蒿15g，白花龙胆15g，花椒5g。共研细粉，水煮服汤。祛除音喑病。

石膏－12

石膏、丁香、五灵脂、北沙参、白葡萄干、白花龙胆各10g，沙棘、肋柱花、甘草、诃子各5g，瞿麦、栀子各15g。共研细粉内服。祛除音喑病。

嘎日迪－9

草乌（制）、胡黄连、北沙参各15g，诃子、土木香、漏芦花各5g，黑云香、掌参、硬毛棘豆各10g。共研细粉，水泛为丸。治疗疫热内讧，黏热降至咽喉，肺性感冒。

六十五、治疗恶心方

肉桂－6

白豆蔻、肉桂、照山白、胡椒、姜、荜拨各5g。共研细粉，与最嗜好的食物同食。可提高食愁，止恶心。

六十六、治疗渴病方

栀子－3

栀子10g，芫荽子、瞿麦各15g。共研细粉，加白糖用凉水送服。治疗渴病。

六十七、治疗呃逆方

石膏－9

查干－4汤加白糖、北沙参、石膏各15g，荜拨、木瓜各5g。共研细粉，内服。治疗呃逆和哮喘。

蜂蜡－12

沉香、黑云香、白云香、香附、石花、肉桂、木香各5g，信筒子、缬草各10g，草木樨15g，麝香2.5g，蜂蜡25g。前10味共研细粉，麝香后加混匀，与熔化的蜂蜡搅和。点燃用烟熏鼻。祛除呃逆及哮喘。

姜－4

姜、土木香各25g，阿魏10g，紫硇砂5g。共研细粉，加白糖配制。祛除腰部疼痛、肋胁部刺痛、哮喘、呃逆等症。

菖蒲－4

菖蒲、木香各5g，干姜20g，紫硇砂10g。共研细粉，内服。治疗巴达干赫依所致胸胀刺痛、不消化症、呃逆、哮喘、肿胀、痔疮等。

六十八、治疗哮喘方

丁香－11

丁香－6加葡萄－7（减去石膏、甘草）。治疗哮喘。

六十九、治疗疥疮方

硫黄－6

硫黄（制）30g,诃子、草乌（制）、白云香、决明子、苘麻子各5g。共研细粉,白酒送服。治疗疥疮。

儿茶－8

硫黄25g,刺猬刺（制）5g,核桃仁、姜黄、水银（制）、草乌各15g,塔灰10g,儿茶25g。共研细粉,和猪油涂患处。治疗疥疮。

胡椒－3

胡椒、黑矾（制）各15g,硫黄25g。共研细粉,用马脂肪和之,涂抹患处。治疗疥疮。

拔汗剂

胡椒50g,信筒子、阿魏各15g,紫铆10g,干姜5g,麝香2.5g,铁杆蒿炭10g,荜拨5g。共研细粉。将其在多层黄纸上摊成如荞麦般三角形。点燃熏患处,以出汗为好。

洗疮剂

硫黄、白云香各15g,在油中煮沸,蒸汽将消时加入草乌、狼毒、姜、荜拨、胡椒、姜黄、菖蒲、花椒各7.5g,塔灰10g,酒曲25g,盐25g浸泡。先用水煮花椒烫洗患处,之后涂抹上药。

祛疥剂

硫黄25g,血余炭15g,刺柏叶20g,草乌25g,铜绿50g,紫铆、信筒子各15g,胡椒25g。共研细粉,和于猪脂肪中,涂抹患处,可治疗疥疮。

七十、治疗炭疽方

马钱子 - 7

马钱子（制）、牛黄、东莨菪、麝香、黑云香、刺柏叶、雌黄（制）各5g。共研细粉，童便送服。是治疗炭疽病的好药。

绿绒蒿 - 15

石膏、红花、丁香、川木通、熊胆、胡黄连各10g，檀香、绿绒蒿各15g，紫檀香、止泻子、沉香、瞿麦、麝香各5g，拳参、木鳖子各5g。共研细粉，内服。祛除黏刺痛。

七十一、治疗骨折方

八厘散

血竭10g，乳香15g，朱砂125g，象牙、鹿茸、岩羊血、熊胆、大米各10g。共研细粉，白酒送服。治疗内伤、胸腔血上扬等疾患。

七厘散

朱砂6.5g，麝香6g，冰片6g，白云香7.5g，黑云香7.5g，藏红花7.5g，儿茶12g，血竭50g。共研细粉，白酒送服。治疗跌打损伤，骨折腱伤，箭、刃伤，肌、筋、骨损伤，伤筋断脉，血流不止等。外伤和白酒涂敷伤口，流血不止时用干粉撒于伤口。内服一次5g。（注：方名7味药，实际8味药，为尊重原著，保留原貌）

铜钱 - 6

炉甘石（制）、寒水石（制）、白石脂（制）、代赭石（制）、杜仲各5g，铜钱（制）15g。共研细粉，每天中午、半夜时用白酒送服。治疗骨折。

铜钱热性炮制法：将铜钱在猛火中煅烧，烧透后立即取出投入醋中，降温后再煅烧，烧透取出再投入醋中，如此煅浸共四十九次最后一次取出后其上涂抹硼砂及硫黄，置入耐火容器中密闭煅烧，取出粉碎即可。

如此炮制的铜钱与甜瓜子四十九个，共研细粉，稍加麝香内服。治疗骨折。伤重患者服1.5g，轻者投其半量，用茶或白酒送服。

青铜钱的炮制法：将青铜钱置入乳牛尿中，其中加入白糖、硼砂、诃子煮沸八十九次。或者用核桃粉和面粉包裹，置入耐火容器中密闭煅烧。

七十二、治疗痛风及类风湿方

五灵脂－5汤

诃子、川楝子、栀子各5g，苦参20g，五灵脂25g。共研细粉，水煮服汤。祛除痛风及类风湿。

七十三、治疗风湿病方

苦参－5汤

诃子、川楝子、栀子各5g，苦参20g，肋柱花10g。共研细粉，水煮服汤。祛除风湿病。

三子－10

诃子5g，川楝子15g，栀子10g，苦参15g，肋柱花5g，白云香、决明子、苘麻子、儿茶各15g，驴血25g。共研细粉，内服。治疗风湿病。

涂抹剂

草乌15g，诃子、川楝子、栀子、菖蒲、姜黄各10g，白云香、决明子、苘麻子、酸模、狼毒（制）各15g，硬毛棘豆、白茅根、硫黄各25g，胡黄连35g。共研细粉，用红色乳牛尿搅和涂患处。祛除痛风、类风湿、风湿、黄水病等。

七十四、治疗狼头疮方

云香 - 15

白云香15g, 决明子、苘麻子、苦参、五灵脂各10g, 木香5g, 瞿麦、诃子、川楝子、栀子各7.5g。共研细粉。此方称白云香 - 10, 其上加草乌（制）10g, 麝香1.5g, 菖蒲15g, 红花15g, 儿茶15g后成为云香 - 15。治疗黄水病、赫依血相讧病。

狼头疮敷剂

肉桂、白硇砂、硬毛棘豆各15g, 斑蝥（制）10g, 诃子、姜、荜拨、胡椒各5g, 藜芦52.5g。共研细粉, 用水和之敷于患处; 若出现水疱, 将其挑开。如此敷三宿。

七十五、治疗巴木病

掌参 - 8 汤

诃子、川楝子、栀子各5g, 苦参、杜仲各15g, 龙骨、肋柱花各10g, 掌参25g。共研细粉, 水煮服汤。祛除巴木病。

巴木病茶汤

诃子、川楝子、栀子、紫草茸各5g, 茜草10g, 紫草、苦参各10g, 香青兰15g, 玫瑰花52.5g。共研细粉, 与红茶同煮服用。治疗巴木病的肿胀及水肿。

羊肝疗法

红花15g, 干姜、高良姜、石榴、肉桂、白豆蔻、胡椒、草果、花椒、木棉花瓣各5g, 荜拨2.5g, 葱心2块, 大蒜5瓣。共研细粉。鲜羊肝去除血管, 取1/3切几层, 在切面撒药粉一份（5~7g）, 将羊肝复原蒸熟食用。祛除巴木病。

掌参－3 汤

掌参15g，苦参10g，紫茉莉25g。共研细粉，水煮用其汤洗或浸泡患处。治疗热性巴木病引起的手足肿胀。

马钱子－7

马钱子（制）25g，木香5g，石膏、红花各10g，诃子5g，白云香15g，沉香15g。共研细粉，内服。治疗气短、哮喘、巴木病及赫依血相搏等病。

铁屑－15

诃子、荜拨、姜、胡椒、冬青叶、肉桂、石榴、白豆蔻各5g，川楝子、栀子、蒺藜各10g，木鳖子、螃蟹各15g，冬葵果、铁屑（制）各25g。共研细粉，内服。祛除浮肿、水肿以及巴木病引起的肿胀。

巴木病泻剂

藜芦、狼毒、巴豆（此三种分别依法炮制）各10g，碱花5.05g，硼砂（制）、滑石、甘草、红花、荜拨各5g，白硇砂10g，斑蝥（制）25g。共研细粉，水泛为丸。一次给予9~11丸，内服。泄泻巴木热。

七十六、治疗牛眼病

轻粉－3

轻粉25g，青黛15g，珍珠15g。共研细粉。和猪脑，涂患处。治疗牛眼疮。

从头顶至脚底诸多疾病的治疗法，屈指计算，讲述到这里编写结束。

国家中医药管理局民族医药文献整理丛书

结 束 语

学习医学三代从未间断，

医学理论根系有三，非一也！

印度、西藏、蒙古三种医疗法中，

被疗的病邪与震慑者三方须相逢。

娴熟学者之教诲涌如泉，

无限不断降下滋润我。

自觉胸中已掌握理论根基自满时，

编写那边方剂时无限赞赏之。

医学理论虽无限完善，

并非似我愚笨到极点。

为边疆地区医生们，

方剂手法全述尽。

非一般散文发端地，

广袤北方边陲故乡地。

为治愈疾病痛苦，

最终的希望只在药王甘露。

经师聪慧勘布官布朝召日

沙卜隆达真尼玛占布拉扬敖的

因受天命准许编撰，

感觉秘诀惠赐十足编撰之。

药王师仙人所创医学要铭记，

聪慧创作发展有令依。

法神震慑鬼魅有可能，

成后弄倒罪戾孽障明聚集。

大师官其格的真巴日达那的祝福，

占布拉章玉的文殊菩萨殿。

在丹增的模子中铸造持续的啥斯南哒啦，

愿日曜亲族月亮威光谱照。

以此福成为药王帝仙人之同伴，

在无患上天琉璃殿堂中。

与丹增服务友交建大乘，

愿伙伴聚集相见在扎木苏中。

恩师福寿固如跎莲，

愿仁慈父母意愿全实现。

为尽孝所撰之著作，

愿孝道之事救助众生灵。

为此循印度、西藏贤者经典理论，尊先人秘诀传统手法经验，荐付震慑孽障疾病之法，举指下明鉴之理所撰读而心旷神怡之名曰《读者之喜》之作。本想用既往医药书籍的形式编写，时逢书贤堪布官楚克占布拉丹赞尼玛再三强调："此等益于灵生之作应尽速完成。"循此旨意，由僧人、法位：卓力格图堪布名、吉格木德丹赞扎木苏、沙布隆，于土戊子年昂月二十五水卯日编撰完毕。文字由格隆旦森扎木苏书写。愿以此益于众生。愿胜者法度之宝弘扬永存。

国家中医药管理局民族医药文献整理丛书

方剂索引（以汉语拼音字母为序）

参考文献

[1]巴彦淖尔盟临河县人民医院蒙医科.蒙医传统验方［M］.呼和浩特：内蒙古人民出版社，1974.

[2]晋木旦森嘉措.昭若图堪布临床精粹［M］.哲里木盟蒙医研究所，编译.赤峰：内蒙古科学技术出版社，1997.

[3]吉格木德丹金扎木苏.通瓦嘎吉德［M］.敖特根毕力格，段·关布扎布，仁庆稍，译.呼和浩特：内蒙古人民出版社，1999.

[4]蒙医学编辑委员会.中国医学百科全书·蒙医学［M］.上海：上海科学技术出版社，1992.

[5]国家中医药管理局《中华本草》编委会.中华本草·蒙药卷［M］.上海：上海科学技术出版社，2004.

[6]宇妥·元丹贡布，等.四部医典［M］.马世林，罗达尚，毛继祖，王振华，译注.上海：上海科学技术出版社，1987.

[7]宇妥·元丹贡布.医学四续［M］.毛继祖，马世林，罗达尚，毛韶玲，译注.上海：上海科学技术出版社，2012.

[8]毛继祖，卡洛，毛韶玲，等，译注.蓝玻璃［M］.上海：上海科学技术出版社，2012.

[9]柳白乙拉.蒙药正典［M］.北京：民族出版社，2006.

[10]蒙古学百科全书编辑委员会医学卷编辑委员会.蒙古学百科全书·医学卷［M］.呼和浩特：内蒙古人民出版社，2002.

[11]蒙医方剂学编写组.蒙医方剂学［M］.呼和浩特：内蒙古人民

出版社, 1990.

[12]罗布桑.蒙药学[M].北京: 民族出版社, 1989.

[13]曹都.宗教词典[M].呼和浩特: 内蒙古教育出版社, 1996.

[14]卓日格图.藏汉蒙对照佛教词典[M].北京: 民族出版社,
2003.

[15]内蒙古大学蒙古学研究院蒙古语文研究所.蒙汉词典增订
本[M].呼和浩特: 内蒙古大学出版社, 1999.

[16]中国社会科学院语言研究所词典编辑室.现代汉语词典(第
6版)[M].北京: 商务印书馆, 2012.